이제보다 오늘, 오늘보다 내일
더 건강하게 살기

이제보다 오늘, 오늘보다 내일

더 건강하게 살기

이수영 지음 | **정다은 원은솔** 감수

청홍

어느 날, 유튜브에서 한 영상을 보았습니다. 평균 수명이 점점 늘어서, 요즘 사람들은 100세는 쉽게 넘길 수 있을 거라는 내용이었습니다.

80~90세가 되면 죽음이 가까워진 것이라고 생각하던 제게는 충격이었습니다. 환갑이 넘어 직장에서 은퇴하신 부모님이 생각났습니다. 부모님이 노인이 되었다고 생각했지만, 어떻게 생각하면 아직 인생이 한참 남은 것이었습니다. 그러나 오래 산다고 해도 건강하지 않게 남은 인생을 산다면 무슨 소용일까요. 그때부터 건강에 대해 진지하게 생각하게 된 것 같습니다.

건강이란 무엇일까요?
세계보건기구(WHO)에서는 "건강이란 질병이나 단지 허

약한 상태가 아닐 뿐만 아니라 육체적·정신적 및 사회적인 완전한 안녕 상태를 말한다"라고 정의합니다.

결국, 건강한 사람은 몸이 건강한 것은 당연하고 정신적으로도 건강해야 하는 것입니다. 사회적으로도 건강해야 합니다. 몸만 건강하고 정신이 안 좋다거나 사회적으로 고립되었다면 건강하지 않은 것입니다.

사실, 모든 건강은 연결되어 있습니다. 사회적으로 외로운데 몸만 건강하기는 어렵습니다. 몸이 건강하지 않은데 정신적으로만 건강하기도 어렵습니다. 그러므로 우리는 모든 건강에 신경 써야 합니다. 그중에서도 몸 건강을 챙기는 것부터 시작하는 것이 좋습니다.

건강 유튜브는 우연히 시작하게 되었고 운 좋게도 많은 분이 사랑해 주었습니다. 하지만, 유튜브만으로는 충분한 지식을 전달하기에 부족했습니다.

건강에 관한 다양한 주제를 다뤄보고 싶어서 책을 쓰게 되었습니다. 유튜브에서는 사람들이 가장 관심 있는 주제를 담아야 합니다. 유튜브에서 종합적인 정보를 담으면 아무도 보지 않습니다. 결국 진정한 지식은 책을 통해서 전할 수 있고, 책을 통해서 배워야 합니다.

사실, 건강해지기 위한 방법은 정말 간단합니다.

❶건강 지식을 알고,

❷건강 지식을 실천하고,

❸지속적으로 실천하여 습관으로 만들면 됩니다.

이 중 가장 어려운 것은 무엇일까요? 아마 ❸번일 것입니다. 건강해지기 위한 지식을 아는 사람은 많습니다. 건강 지식을 한 번쯤 실천해 본 사람도 많습니다. 그러나 많은 사람이 ❸번 단계에서 습관화에 실패하게 됩니다.

건강해지기 위해서는 ❷번과 ❸번 사이를 넘어갈 수 있는 사다리가 필요합니다.

이 책은 이 부분에서 특히 차별화되었습니다. 이해하기 쉽고 실천하기도 쉽게 썼기 때문입니다. 할머니 할아버지도 쉽게 읽고 실천할 수 있을 것입니다.

건강 지식은 어렵기도 하고, 실천해도 한두 번 실천하고 끝나기 마련입니다. 꾸준한 습관으로 만들기는 가장 어렵습니다. 그 부분의 '극복할 수 있는 힘'을 나눠 드리고 싶었습니다.

독자들은 분명 '뭐야, 이렇게 쉽게도 건강해질 수 있다고?' 생각할 것입니다.

책을 읽고, 지식을 얻어가지 않아도 괜찮습니다. 독자들이 책을 읽기 전과 다르게 건강해지기 위한 습관이 한 개만 생겨도 충분합니다. 딱 한 가지 습관만 만들어도 좋습니다. 아무리 내용을 빼곡하게 쓴다 해도 독자가 얻어갈 수 있는 지식에는 한계가 있습니다. 많은 내용을 전달하기보다도, 쉽게 실천할 수 있는 지식을 쓰는 데 중점을 뒀습니다.

아는 것보다도 실천하는 것이 어렵습니다. 만약 실천이 쉽다면 의사들은 전부 건강하게 장수했을 것입니다. 그러나 그렇지 않습니다.

독자 여러분도 이 책을 통해서 마음에 드는 딱 한 가지만 얻어가야겠다고 생각하면 좋을 것 같습니다. 그러다 보면 한 개가 두 개가 될 수도 있고 여러 개를 얻어갈 수도 있을 것입니다.

4장 어제보다 오늘, 오늘보다 내일 더 행복해지는 법

5장 오키나와 오기미 마을 사람들의 장수 비밀

6장　이렇게만 먹으면 의사가 필요 없어요

0장

유튜브가 가져다준 수많은 기회

어쩌다 보니 유튜버로 나섰습니다

저는 어렸을 때부터 몸이 약했습니다. 성격도 소심해서 괴롭힘까지 당하곤 했습니다.

친구도 많지 않아서 혼자 수업을 듣고 밥 먹던 생각이 새삼스럽게 떠오릅니다. 그래서인지 대학생 시절을 더듬어도 썩 좋았던 기억이 별로 없습니다. 그러다 우연히 시작한 운동이 제 삶을 바꿔 놓았습니다.

20대의 저는, 좋지 않은 식습관을 가지고 있었습니다. 맵고 짠 음식을 좋아했고, 한끼에 흰 쌀밥을 2공기씩이나 먹었습니다. 더구나 숟가락 가득 퍼서 짠 국물과 함께 꿀꺽 삼키곤 했습니다.

그런 습관 때문인지, 20대 중반부터 살이 찌기 시작했습니다. 그래서 운동에 눈길을 돌렸습니다. 아주 열심히는 아니지만, 쉬지 않고 조금씩 꾸준히 했습니다.

운동은 저에게 참으로 많은 영향을 끼쳤습니다. 몸이 튼튼해진 것은 물론, 마음도 건강해졌습니다. 친구들도 꽤 많아졌고 여자 친구까지 사귀었습니다. 운동이 가져다준 보람 있고 바람직한 효과로 말미암아 몸과 마음이 기쁨으로 가득 차 올랐습니다.

때마침 유튜브 붐이 일었습니다. 그러잖아도 한번 해 볼까 싶던 터라, 무엇을 주제로 삼을 것인지 고민해 보았습니다. 그러다 운동과 건강에 관한 여러 이야기를 다루기로 마음먹었습니다. 제가 공부하면서 직접 여러 가지를 겪은 분야인 까닭에 나름대로 자신도 있었습니다.

그중에서도 중년 이후 분들의 운동과 건강에 초점을 맞추기로 했습니다.

젊은이들은 운동을 안 해도, 건강에 그리 신경 쓰지 않아도 대부분 건강합니다. 젊음이라는 커다란 자산을 지닌 까닭입니다. 그러나 40대, 중년부터는 달라집니다. 그 연배부터는 운동이 삶의 필수 조건입니다.

젊을 때는 운동을 하고 싶어서 하게 마련이지만, 중년부터는 관리하지 않으면 죽을 것 같기에 마지못해 운동한다고 합니다. 그러므로 건강과 운동에 관심을 갖고 적잖은 시간을 투자하지 않으면 안 됩니다.

몸 상태가 예전 같지 않다는 생각에 따른 중년들의 운동 욕구는 크지만, 정작 첫발을 내딛기는 쉽지 않습니다. 언제부터 어떻게 시작해야 할지 가늠하기도 마음먹기도 힘들 뿐 아니라, 친절하고 차분하게 일러주는 전문가를 만나기도 어렵기 때문입니다.

의욕이 넘쳐서 초보자가 무턱대고 시작했다가는 예기치 않게 몸을 다칠 수도 있습니다. 주변에 운동 전문가도 별로 없습니다. 병원을 떠올려 보지만, 정작 아플 때만 찾아갈 수 있습니다. 운동에 대해 시시콜콜 알려주는 경우도 많지 않습니다.

또한 장소도 문제입니다. 헬스장 같은 곳에 가면 대부분 젊은 사람들이라 선뜻 발을 들이지 못하고 쭈뼛거리게 마련입니다. 아직 운동 문화가 정착되지 않아서 그런지, 딱히 중년들을 위한 장소를 찾기도 쉽지 않은 게 현실입니다. 결국 만만한 곳은 집입니다. 집에서 혼자 할 수 있는 간단한 운동을 찾아봅니다.

그러고 보면 어르신들이 집에서 할 만한 운동을 익히는 데 유튜브만 한 게 없습니다. 하지만 유튜브 역시 만만치 않은 것이 현실입니다. 그 수준이 낮을 뿐 아니라, 잘못된 정보를 알려주는 경우도 적지 않습니다. 그런데도 그 정보를 있는 그대로 고스란히 받아들여 낭패를 보는 분들도 있습니다.

그래서 제가 바꿔야 한다고 생각했습니다. 손쉽게 익히고 즐거운 마음으로 신나게 따라 할 수 있는 운동 정보를 어르신들께 건네드리고 싶었습니다. 이것이, 제가 중년 건강 유튜브로 시작한 까닭입니다.

중년, 운동을 시작해야 할 나이

영상을 올리면서 느낀 점은 유튜브를 보는 어르신들이 생각보다 참 많다는 사실입니다. 저는 젊은 층이 주로 유튜브를 볼 거라고 생각했습니다. 그러나 실제로는 어르신들이 더 유튜브를 즐겨 봅니다.

젊은이들은 유튜브를 즐기더라도 빠르게 볼 뿐 아니라, 조금만 재미가 없어도 바로 다음 영상으로 넘깁니다. 그러나 50대 이상 분들은 유튜브를 빠르게 넘기지 않습니다. 그리고 시간이 비교적 많은 까닭에, 한번 유튜브를 보면 오래 시청합니다.

젊은이들은 10분짜리 영상도 처음부터 끝까지 보기 싫어하지만, 50대는 얼마쯤 지루하더라도 끝까지 보는 사례가 많았습니다. 그래서 제가 올린 영상을 생각보다 많은 분이 꼼꼼히 보고 댓글도 달아주었습니다.

정말 고마웠습니다.

저는 건강에 관한 자격증을 가진 전문가는 아니었습니다. 그러나 다행스럽게도 제 주위에는 유능한 전문가들이 많습니다. 필자의 아내는 약사인데, 대본을 작성하며 궁금했던 부분에 대한 의견을 폭넓게 들려주었습니다. 여러 황당한 질문에도, 늘 상냥하게 대답해 주었습니다. 그리고 가깝게 지내는 의사분도, 관련 분야에 관해 일일이 알려주시곤 했습니다.

영상을 여러 편 올리자, 반응이 조금씩 나타나기 시작했습니다.

구독자 여러분의 정성 어린 댓글을 볼 때마다 새로운 힘과 용기가 솟았습니다.

70대 할머니가 제 영상을 만나고부터 날마다 운동하여 건강해졌다는 댓글이 기억납니다.

처음에는 걷지도 못할 만큼 근력이 약하신 분들도 많았습니다. 그런 분들이 필자의 유튜브 영상을 보며 힘내서 운동을 따라서 하며 땀도 냈다고 하셨습니다. 보람찼고 더욱 책임감을 가지고 유튜브 채널을 운영하게 되었습니다.

무릎 관절에 무리 없는 하체 운동

필자의 유튜브 채널에서 가장 많이 시청한 영상은 〈무릎 관절에 무리 없는 하체 운동〉입니다. 조회수가 무려 342만을 기록했으므로, 대한민국 국민 15명 중 한 사람이 본 셈입니다.

하체 근육을 기르고 싶지만, 무릎 관절이 아파서 엄두를 내지 못하는 분이 그만큼 많다는 방증입니다. 하체는 엉덩이부터 발목에 이르는 부위로, 몸 전체 근육의 60% 이상을 차지합니다.

근육은 중년부터 차츰 줄어들어 하체가 점점 가늘어지고 약해집니다. 그러나 나이가 들수록 하체 근육은 한층 중요한 구실을 합니다. '노후의 하체 근육은 연금과도 같다'라는 말이 있을 정도입니다.

땅을 지지하고 서는 가장 기본적인 활동에서부터 하체 근육은 꼭 필요합니다. 상체 근육이 부족하면 생활하기 불편할 따름이지만, 하체 근육이 부실하면 일상생활 자체가 불가능해집니다. 앉았다 일어서기, 걷기와 계단 오르기 등 가장 기초적인 활동부터 어려워지기 때문입니다.

노년으로 갈수록 관절 연골이 닳거나 손상될 가능성이 높아집니다. 손상이 심하거나 염증이 생겨 관절염으로 나아가면 일상생활에 심각한 지장을 줍니다. 특히나 고령 여성일수록 그러한 경우가 많습니다.

그런 분들은 운동할 엄두도 못내는 경우가 많습니다. 몸을 움직이면 관절이 아프기 때문입니다. 하지만 그럴수록 관절에 무리를 주지 않는 운동을 적절하게 해야 합니다. 주변 근육량을 늘림으로써, 관절을 보호하여 어려움을 이겨낼 수 있는 까닭입니다.

아프다는 것을 빌미로 움직이지 않고 쉬는 동안, 근육량이 줄어들면서 더욱 안 좋은 상태로 나아갑니다. 그런 분들이 서서 맨몸으로 운동하면 체중 부하로 말미암아 관절에 자극을 줄 수 있습니다. 그래서 처음에는 관절에 부담을 주지 않으면서도 근력을 강화할 수 있는 운동을 해야 합니다. 이를테면 눕거나 앉아서 하는 운동이 그것입니다.

유튜브에서 인기 많은 3가지 종류의 운동 시리즈가 있습니다.

① 바로 누워서 하는 운동, ② 앉아서 하는 운동, ③ 벽 짚고 하는 운동입니다.

서서 하는 운동을 나이 많은 분들은 선호하지 않는 경향이 있었습니다. 체중 부하는 물론, 균형 잡기도 쉽지 않아 부상의 위험이 따르기 때문입니다. 시작할 때는 부담을 덜어서 한결 쉽게 할 수 있는 운동에 눈이 가게 마련입니다. 벽이나 바닥에 몸을 지지하면 힘이 덜 들어서 하기도 쉽고 부상 위험도 줄어듭니다. 그처럼 간편하게 할 수 있으며 관절에 부담을 주지 않는 운동 3가지를, 그 동작 사진과 함께 지금 소개해 드리겠습니다.

① 누워서 하는 하체 운동

여러분은 휴대전화를 어떤 자세로 많이 보시나요?

누워서 보는 분들이 꽤 많을 듯싶습니다. 눕는 것은 우리가 할 수 있는 가장 편한 자세입니다. 그처럼 누워서 휴대전화로 유튜브를 보며, 아침과 저녁에 한 번씩 따라 할 수 있는 쉬운 운동이 있습니다. 아프거나 다칠 위험도 거의 없습니다. 누운 상태에서는 체중 부하가 없으므로, 관절 압박이 적은 까닭입니다. 아래 사진처럼 느긋하게 누워서 하는 운동 중 부담은 가장 적으면서 효과가 좋은 동작을 소개합니다. 잠자리에 들어서도 한 차례씩 하다 보면, 근력 강화에 큰 도움을 줍니다. 모두 5분이면 충분할 만큼 간단한 운동인데, 5가지 동작으로 이루어져 있습니다.

①누워서 발목 돌리기

준비운동으로 간단하지만 효과는 굉장합니다.

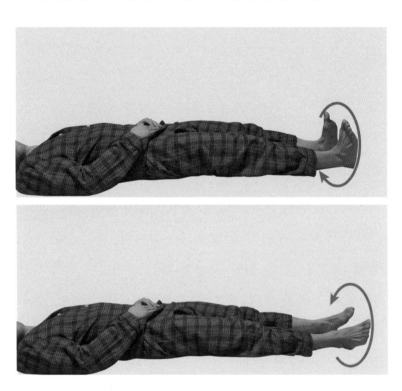

발목을 30초 동안 시계방향으로 천천히 돌린 다음, 반시계 방향으로 30초 돌립니다. 발목은 하체의 시작이고, 전신의 혈액순환을 촉진하는 순환펌프와 같습니다. 그러한 발목과 주변 근육을 튼튼하게 단련시키는 한편, 전신의 혈액순환을 촉진해 주는 아주 유익한 운동입니다. 관절이 좋지 않아서 걷기 어려운 분에게도 정말 좋습니다.

②누워서 한 다리 들기

자리에 누워서 한쪽 다리를 들어 줍니다. 다리는 평평하게 유지하고, 각도는 60도까지만 올리세요. 그와 같이 다리를 들었다 내렸다 반복하세요. 이때 반드시 앞 허벅지 힘으로만 다리를 들어올려야 합니다. 다리를 아래로 내릴 때 다리를 바닥에 내려놓고 쉬면 안 됩니다. 다리가 바닥에 닿지 않도록 살짝 띄워, 근육이 쉬는 타임을 주지 말고 수축 상태를 유지하게 해야 합니다.

이 운동은 허벅지 앞의 대퇴사두근(넙다리네갈래근)을 효과적으로 강화해 줍니다. 오른쪽과 왼쪽 다리를 30초씩 번갈아 가며 운동합니다.

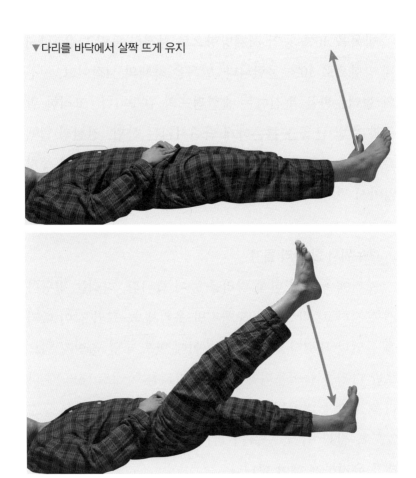

▼다리를 바닥에서 살짝 뜨게 유지

③엎드려서 한 다리 들기

엎드린 상태에서 다리를 평평하게 하고, 골반은 바닥에 붙이세요. 그러고는 한쪽 다리를 살짝만 들어 주세요. 10~20도 정도의 아주 작은 각도면 충분합니다. 다리를 더 높이 들면 허리에 자극이 갈 수도 있으므로, 올렸던 다리는 곧바로 내리세요. 이때 '누워서 한 다리 들기'와 마찬가지로, 다리를 완전히 내려서 쉬지 말고 바닥에서 살짝 띄워주세요. 엉덩이 근육에만 초점을 맞춰 운동해야 좋습니다. 운동할 때 허리가 아프면 안 됩니다. 모든 운동을 할 때 통증을 느끼면 그 즉시 멈춰야 합니다. 아픔은 그 동작을 멈추라는 신호입니다. 아프지 않으면, 오른쪽과 왼쪽 다리를 30초씩 번갈아 가며 운동을 계속하셔도 좋습니다.

▼다리 너무 높지 않게 들기

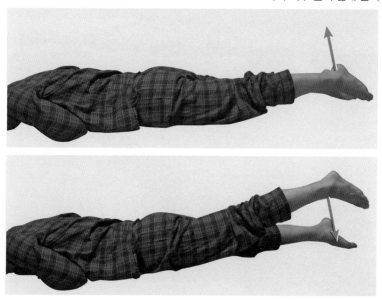

④옆으로 누워 한 다리 올리기

이번에는 엉덩이 근육 운동입니다.

옆으로 누워 다리를 쭉 편 상태에서 위쪽으로 들어 주세
요. 엉덩이 옆쪽 중둔근과 옆 허벅지 운동입니다. 다리 각
도는 40도 정도만 들면 됩니다. 각도를 더 늘리면 허리에

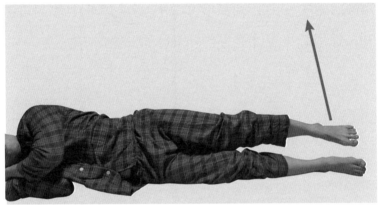

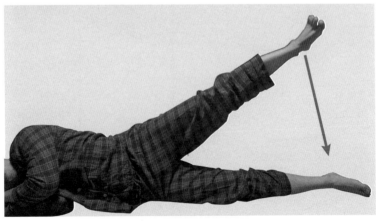

무리가 갈 수 있습니다. 오른쪽과 왼쪽 다리를 30초씩 번갈아 가며 운동합니다.

⑤엉덩이 들기 운동

누운 상태에서 엉덩이를 살짝만 들어 주세요. 그 자세로 잠시 버티다가 내리기를 되풀이하세요. 살짝만 들어도 충분하므로 허리를 너무 높이 들지 마세요. 이때 무릎 각도는 90도 이상으로 넓게 유지하세요. 발은 되도록 엉덩이에서 멀리 놓아야 좋습니다. 뒤쪽 허벅지가 당기는 느낌이 들 겁니다. 뒤쪽 허벅지를 강화하면서도 관절에 부담이 없는 훌

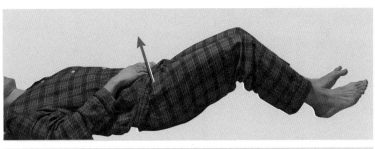

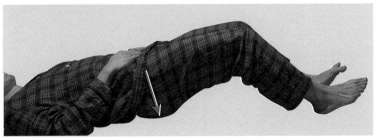

류한 운동입니다. 이 동작을 1분 동안 반복합니다.

② 앉아서 하는 운동

앉아서 하는 운동 역시 많은 분이 선호합니다.

우리는 하루 대부분의 시간을 앉아서 지내게 마련입니다. 보통 의자는 앉아서 TV를 보거나 밥을 먹는 도구라고 생각합니다. 그러나 뜻밖에도 앉아서 맨몸으로 할 만한 운동이 많습니다.

앉아서 하는 운동은 자투리 시간을 활용할 수 있어서 참 유익합니다. 특히 '앉아서 한 다리 펴기'는 무릎 관절이 좋지 않은 분들에게 알맞은 운동입니다.

관절에는 부담을 주지 않으면서도 대퇴사두근을 강화하여 무릎을 보호할 수 있어서입니다.

아래에 간단하게 소개해 드리겠습니다.

①앉아서 한 다리 펴기

앉아서 한쪽 다리를 위로 올리면서 무릎을 최대한 펴 주세요. 다리를 편 채로 대퇴사두근이 수축하는 것을 느낄 수

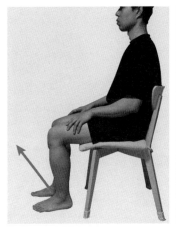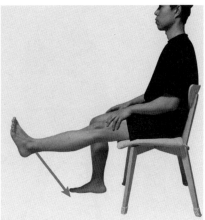

있습니다. 그 상태에서 5초를 버티다가, 천천히 내리면 됩니다.

운동이 너무 쉽다면, 고무 밴드를 활용해서 부하를 가하는 것도 좋습니다. 한쪽 다리부터 먼저 1분 하고, 반대쪽 다리도 1분 해주시면 됩니다.

②앉아서 한쪽 무릎 들기

'앉아서 한 다리 펴기'는 대퇴사두근을 강화해 주는데, '앉아서 한쪽 무릎 들기'는 엉덩이 근육과 고관절(넓적다리관절)을 강화하는 운동입니다. 엉덩이 근육은 몸을 접었다 펴는 역할을 하는, 우리 몸에서 가장 중요한 근육입니다. 엉덩이 근육 강화를 통해서, 무릎과 허리 통증을 함께 줄일

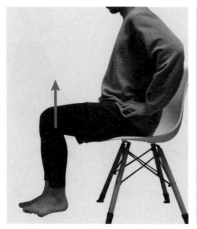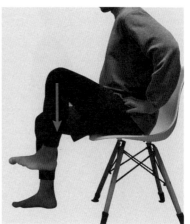

수 있습니다.

양손은 골반에 대고 한쪽 무릎을 굽힌 상태에서 위로 들어 올리세요. 양쪽 다리를 각각 1분씩 하면 됩니다.

③ 벽 짚고 하는 운동

팔굽혀펴기는 근력이 약한 사람들에게 난도(難度)가 높은 운동입니다. 그러나 벽을 짚고 팔굽혀펴기나 플랭크(몸을 마치 널빤지처럼 평평하게 만든 다음, 팔과 다리로만 버티는 동작)를 한다면 어떨까요? 자세 잡기가 한결 쉬워져서 부담 없이 할 수 있습니다. 그렇더라도 자극이 적지는 않습니다. 되풀이

하다 보면 생각보다 가슴이 당깁니다.

운동을 시작할 때는 무엇보다도 까다롭거나 힘들지 않아야 합니다. 그래야만 쉽고 편하게 다가갈 수 있습니다.

아무리 효과가 좋은 운동일지라도 스스로 하지 않으면 의미가 없습니다. 그런 뜻에서 '벽 짚고 하는 운동'은 체중을 분산시켜 주는 벽을 만나면 쉽사리 다가갈 수 있는 운동입니다.

방법도 그리 어렵지 않습니다. 대체로 우리가 아는 운동을, 벽을 짚고서 똑같이 하면 됩니다. 벽 짚고 팔굽혀펴기, 벽 짚고 플랭크, 벽 짚고 다리 올리기 등이 있습니다. 지탱하지 않은 채 서서 하는 것보다 안전하므로 근력이 약한 분들에게 효과적입니다. 사무실 벽에서도 자연스럽게 시도할 수 있어, 이따금 해 보면 재미있을 뿐 아니라 기분 전환도 할 수 있어 좋습니다.

①벽 짚고 팔굽혀펴기

팔굽혀펴기는 상체 가슴 근육과 코어(핵심) 근육 전반을 강화해 주는 완벽한 운동이지만, 초보자가 바로 시도하기에는 어려울 수 있습니다. 그런 분에게 벽 짚고 팔굽혀펴기를 권합니다. 관절이 약하거나 근육이 부족한 분들에게 좋

은 운동입니다. 상체와 코어의 기초 근육을 전부 강화할 수
있는 까닭입니다.

먼저 벽에 손을 대고, 팔꿈치를 천천히 구부리며 벽 쪽
으로 다가가세요. 배와 엉덩이에 힘을 주면서, 몸은 일자를
유지해야 합니다. 벽에 이마가 닿을 정도로 가까워지면 가
슴에 힘을 주며 손바닥으로 벽을 밀어, 원래 위치로 돌아오
면 됩니다.

벽에서 발이 멀리 떨어질수록 많은 힘이 들어가므로, 간
격을 잘 가늠하며 난이도를 조절해야 좋습니다. 20회 정도
반복하면 무난합니다.

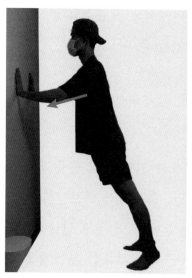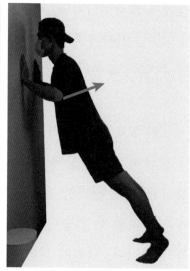

②벽 짚고 플랭크

바닥에 손을 대고 하는 플랭크 동작은 모두 알고 계실 겁니다. 그 동작을 그대로, 벽에 팔을 대고 하면 됩니다. 벽에 팔꿈치부터 주먹까지 댄 채로 몸을 지지하며 일직선을 유지하세요. 복근과 엉덩이 하체 근육 모두에 힘을 주고 1분 동안 버티면 됩니다.

기본 플랭크도 유익한 운동이지만 오래 하기 어려울 뿐 아니라, 집이나 헬스장 등 일정 공간에서만 할 수 있어 번거롭기도 합니다. 벽 플랭크는 어디서든 쉽게 할 수 있어, 평소에 운동하고 싶은 분들에게 추천합니다. 허리 통증이 있는 분들은 코어 근육을 강화함으로써, 통증을 줄일 수 있습니다.

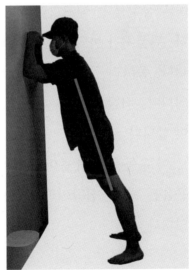

몸을 일자로 만들고 버티기▶

어디서나 간편한 뒤꿈치 들기 운동

언제 어디서든 쉽게 할 수 있으면서도 건강에 필요한 근육을 기를 수 있으므로 적극 추천하는 운동입니다. 중년에 접어들면, 그 중요성이 더 커지는 운동이기도 합니다. '뒤꿈치 들기'가 바로 그것입니다.

방법은 뜻밖에도 아주 간단합니다. 몸의 균형을 유지하면서 뒤꿈치를 들었다 내리기를 30번쯤 되풀이하세요. 횟수는 저마다의 근육량에 따라 알맞게 조절하면 됩니다. 종아리 근육에서 자극을 느낄 때까지 반복하세요.

뒤꿈치를 들 때도 천천히, 내릴 때에도 천천히 해야 합니다. 뒤꿈치가 바닥에 완전히 닿기 전에 다시 들어올려야 합니다. 종아리 근육에 수축 상태를 유지해 주는 것이 포인트입니다. 뒤꿈치를 들 때는 엄지발가락에 힘을 주면서 들어야 합니다.

이 운동을 통해 종아리 근육을 키울 수 있습니다. 종아리 근육은 제2의 심장이라고 불릴 정도로 건강에 중요한 근육입니다.

종아리 근육이 중요한 이유는 다음과 같습니다.

첫 번째, 사람이 발로 땅을 짚고 섰을 때, 엉덩이 근육, 대퇴사두근(大腿四頭筋: 넙다리 네 갈래근) 그리고 종아리 근육을 씁니다. 이 중에서 엉덩이 근육과 대퇴사두근은 다리에 가해지는 충격을 흡수하는 역할을 합니다. 종아리 근육은 뒤꿈치를 들면서 몸무게를 앞으로 내딛는 데 추진력을 더해 줍니다. 걸을 때 엔진 역할을 하는 것입니다. 종아리 근육이 발달하면 걸음이 빨라지고 힘도 더 생깁니다. 또한 대퇴사두근과 엉덩이가 하는 일을 도움으로써 무릎과 허리 통증을 줄여주기도 합니다.

두 번째, 종아리 근육은 낙상 사고의 위험을 줄여줍니다. 낙상은 노년 사망의 주요 원인을 차지할 정도로 위험한 사고입니다. 우리가 서 있을 때 넘어지지 않도록 유일하게 힘을 쓰는 근육이 바로 종아리 근육입니다. 그래서 종아리 근육을 키우면 쉽사리 넘어지지 않게 됩니다.

마지막으로, 종아리 근육은 발까지 도는 피를 다시 심장으로 보내주는 펌프 역할을 합니다. 그래서 제2의 심장이라고도 불립니다. 나이가 들면 눕거나 앉았다가 일어날 때 머리가 핑 도는 증상을 겪는 분들이 많습니다. 기립성저혈압(기립저혈압)이라는 병으로, 종아리 근육을 키우면 이를 예방할 수 있습니다.

　'뒤꿈치 들기'는 언제 어디서든 때와 장소를 가리지 않고 할 수 있는 운동입니다. 횡단보도에서 신호를 기다릴 때나, 할 일이 없어서 핸드폰만 보는 분들 많으시죠? 그럴 때 뒤 꿈치를 가볍게 들어 보세요. 엘리베이터를 기다릴 때도 마찬가지입니다. 자투리 시간에 뒤꿈치 들기 운동을 꾸준히 하면 건강에 큰 도움을 줍니다.

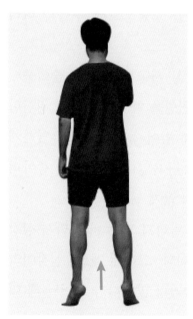 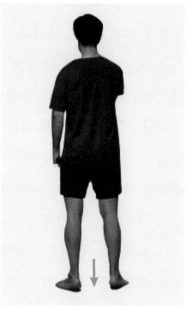

▲뒤꿈치를 최대한 들 것　　▲뒤꿈치가 바닥에 닿을 듯 말 듯하게 내리며 근육 수축 상태 유지, 30회 반복

재벌에서 건강 전도사가 된
83세 몸짱 이순국 박사

우리나라에 대단한 건강 전도사가 계신다는 사실을 아시나요? 한때 재벌이었지만, 건강을 잃을 뻔한 뒤부터 운동을 시작하여 지금은 건강 재벌이 된 분입니다. 바로 83세 이순국 박사입니다. 유튜브 방송을 하다가 우연히 만나게 된 박사님은 저에게 많은 영향을 끼쳤습니다.

노년에 접어들수록 운동을 더 해야 하지만, 관절과 근육이 약해져 있으므로 선뜻 시작하기는 두렵게 마련입니다. 그래서 노년의 운동에 관해 공부하며 알아보다가, 우연히 이순국 박사라는 분을 알게 되었습니다.

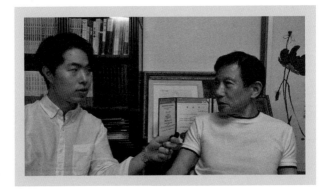

▲이순국 박사

이순국 박사는 무려 70세에 운동을 시작했다고 합니다. 그리고 지금은 과거보다 훨씬 건강해져서 '몸짱 건강 전도사'로 활동하고 계십니다. 어느덧 80대가 되었는데도 말입니다. 그런데 예전의 이순국 박사는 이처럼 건강에 신경을 쓰지 않으셨습니다. 과거엔 사업을 크게 일으켜 신호그룹의 회장을 지내셨답니다. 사업가에서 건강 전도사가 된 사연이 무척 궁금한 나머지, 실제로 연락을 드려 인터뷰를 요청했습니다.

이순국 박사는 젊은 시절 사업을 시작했고 규모를 점점 키워나갔습니다. 마침내 그는 신호제지를 비롯하여 철강, 전자, 통신 등 다양한 사업을 영위하는 '신호그룹'을 이끌었습니다. 그러나 IMF 직격탄을 맞으며 그룹사는 전부 해체되고 맙니다. 과거의 사업가들은 건강을 축내 가면서 일에만 집중하는 경우가 많았는데, 이순국 박사도 그랬던 듯싶습니다. 그로 말미암아 이순국 박사는 그룹이 해체된 후, 어느 날 갑자기 협심증으로 쓰러졌다가 죽음의 고비를 넘깁니다.

그러고서 박사는 아무리 내로라하는 재벌일지라도, 돈보다 건강이 더 중요하다는 것을 절실하게 느낍니다. 당시 그의 나이는 일흔이었습니다. 이를 계기로 건강을 회복하기 위해 70세에 운동을 시작했습니다. 운동은 그가 인생 후반을 그려나가는 원동력이 되었습니다.

꾸준하게 운동한 덕분에 83세인 지금은 오히려 과거보다도 더 건강해졌습니다. 지금은 건강의 중요성에 관해 설파하고 다니는 건강 전도사로 나섰습니다. 강연 틈틈이 글을 써서 《나는 일흔에 운동을 시작했다》 《몸짱 할아버지의 청춘 운동법》 《다시, 시작하는 인생 수업》 등의 책을 내며, 나이는 숫자에 불과함을 증명하고 있습니다.

직접 뵈었을 때도 80대라는 생각이 안 들 정도로 건강한 모습이었습니다. 걸음걸이와 자세, 목소리에 힘이 넘쳤습니다. 모두가 이상적으로 생각하는 노년의 모습이었습니다. 박사는 날마다 2시간 넘게 운동한다고 합니다. 운동과 식사에 관한 내용이 노트에 상세하게 적혀 있었습니다. 저 역시 나이가 들어도 이분처럼 건강하고 힘차게 살고 싶어졌습니다.

이분 앞에서만큼은 나이가 많아 운동을 못 하겠다는 말을 내놓을 사람은 없을 듯합니다.

1mm만

더 움직이세요!
그러면
오래 산다고요

하루에 딱 5,000보만 걸어요

걷기는 생각보다도 훨씬 더 유익한 운동입니다. 걷기는 인간이 태어나서 가장 먼저 배우는 위대한 신체 활동이라고 할 수 있습니다. 일본의 의사 나가오 가즈히로 박사는 자신의 저서인 《병의 90%는 걷기만 해도 낫는다》에서 이야기했습니다.

"병의 대부분은 걷지 않아서 발생한다."

그의 주장에 따르면 걷기는 만병통치약에 가깝습니다. 충분히 걷기만 해도 당뇨병, 고지혈증 같은 성인병에서부터 우울증, 불면증 같은 정신질환까지도 치료할 수 있다고 합니다.

오늘날 우리는, 마음만 먹으면 하루에 100걸음도 채 걷지 않더라도 살 수 있습니다. 교통이 발전하고 휴대전화 기술이 진보하면서 생활이 편리해진 까닭입니다. 집 앞 마트에도 걷지 않고 갈 수 있습니다. 손가락 하나만 까딱 움직여도 금세 맛있는 음식을 안방까지 부를 수 있습니다. 그러나 이런 행동은 우리를 늙게 만드는 주범입니다.

우리 몸은 부지런하게 움직여야 제대로 기능합니다. 적

절한 메커니즘을 거쳐서 움직여야만 몸의 근육들이 잘 유지되고 올바르게 작동할 수 있습니다. 움직이지 않으면 몸이 굳으며 관절과 근육이 약해집니다. 그뿐만 아니라, 심지어 두뇌에도 악영향을 끼칠 수 있습니다. 실제로 우리의 두뇌는 정교한 움직임을 위해 진화했습니다. 그러므로 적절한 운동은 신체 건강을 넘어서 뇌 건강, 즉 인간의 학습 능력과 정신에도 많은 영향을 끼칩니다.

걷기는 낭비가 아니라
미래를 위한 투자

인간은 선사시대 그리고 100년 전까지만 해도 하루의 대부분 시간을 걷고 뛰면서 생활했습니다. 지금은 기술의 발전에 힘입어, 움직이지 않고 사는 것이 당연하게 느껴지기도 합니다. 그러나 우리가 이처럼 걷지 않게 된 시간은 인류사적 측면에서 보면 1%도 채 되지 않습니다.

요즘 발생하는 다양한 근골격계 질환, 성인병 등은 우리가 잘 걷지 않음으로써 시작합니다. 우리 몸의 관절은 선사시대에 맞춰져 있는 까닭에, 부지런히 움직여야만 정상적으로 작동합니다.

하루 내내 컴퓨터 앞에 앉아 서류작업에만 매달리다 보면 관절 배열이 제멋대로 될 수 있습니다. 비정상적으로 배열된 관절은 통증으로 이어지기 십상입니다.

20대에 들어서면서 대부분 가벼운 허리 통증, 어깨 통증, 목 통증을 느꼈을 겁니다. 놀랍게도 이는 시작일 뿐입니다. 특별한 조처를 하지 않으면, 이 통증은 나이가 들수록 심해집니다. 그런 모든 분에게 하루에 5,000보 걷기를 권합니다.

하루에 10,000보 걷기가 건강에 좋다는 이야기를 흔히 들 합니다. 물론 10,000보 걷기는 건강에 좋습니다. 그렇지만 한번 시도해 보면, 일반 직장인들이라도 하루에 10,000보씩 꾸준히 걷기는 쉽지 않습니다. 10,000보를 채우려다 보면, 아무래도 무리하게 걷는다 싶은 생각이 들 수도 있습니다.

무리하게 목표를 잡으면 운동을 지속하기 어렵습니다. 실제로 하루 10,000보 걷기를 목표로 한 사람들 대부분이 초기에는 애써 매달리지만, 차츰 목표를 이루지 못하곤 합니다. 그러므로 가볍게, 하루에 5,000보 걷기 목표를 먼저 세워 보세요.

하루에 5,000보만 걸어도 조기 사망률이 40% 이상 감소한다고 합니다. 하루 5,000보라면 어림잡아서 하루에 30분쯤만 걸으면 됩니다. 여느 때보다 조금 더 걷는 정도라서 부담도 크지 않습니다. 요즘에는 만보계나 휴대전화 앱 등이 다양하므로, 자신의 걸음 수를 체크하기도 쉽습니다.

부지런히 움직여야
근육이 잘 유지

가까운 거리를 걸어 다니는 것은 따로 돈과 시간을 들이지 않고도 건강을 챙길 수 있는 최고의 방법입니다. 걸어서 30분 정도의 거리는, 차로 이동하는 편이 되레 더 오래 걸릴 수도 있습니다. 교통체증과 신호, 주차 등의 시간도 그러하고, 기름값이나 주차 비용도 내야 합니다. 그렇게 돈과 시간을 쓰면서 차를 타기보다는, 산책하듯 가벼운 마음으로 걸어가 보는 것도 좋습니다.

인간은 걸어야만 정상적인 신체 활동을 할 수 있는 동물입니다. 걷기는 낭비가 아니라, 자신의 건강과 미래를 위한 위대한 투자입니다.

의자는 건강의 적!
일단 일어나서 움직이세요

한 TV 프로그램에서, 장수하는 사람들이 모여 사는 일본의 어느 마을을 찾아가서 취재한 적이 있습니다. 그곳 대부분의 집에는 소파나 의자가 없었습니다. 주민들은 앉아 있기보다는 일어서서 움직이면서 생활했습니다. 가만히 앉아 있기를 좋아하지 않는 사람들이 많았습니다.

안락의자라고도 불리는 소파는 건강을 악화시키는 대표적인 가구입니다. 자연스럽게 오래 앉아서 텔레비전 보는 생활 습관을 유도하기 때문입니다. 오래 앉아 있는 것이 건강에 좋지 않다는 것을 데이터로 증명한 흥미로운 연구가 있습니다. 1953년에 영국의 제러미 모리스 박사가 발표한 논문 〈심혈관질환과 직업상 신체 활동〉이 그것입니다.

박사는 런던의 이층 버스 운전기사와 버스 승무원들의 심혈관질환 유무를 1년 동안 조사했습니다. 그 결과, 런던 버스 운전기사가 승무원보다 심근경색으로 사망할 확률이 2배 이상 높았습니다. 승무원은 1,000명당 0.4명이 심근경색으로 사망한 데 비해, 운전기사는 1,000명당 0.9명으로 2

배가 넘었습니다.

제러미 박사는 연구 끝에 이 차이의 원인이 신체 활동 차이에서 기인한다는 결론을 내렸습니다. 운전기사는 일과 시간의 90%를 앉아서 운전만 합니다. 그에 비해 승무원은 이층 버스를 끊임없이 오르내리며 버스를 관리합니다. 앉아 있느냐, 일어서서 활동하느냐, 이 신체 활동 차이가 심근경색 등의 성인병 발병 여부를 가르는 중요한 요인인 것입니다.

오래 앉아 있으면 실제로 세포가 노화한다는 연구 결과도 있습니다. 미국 UC샌디에이고 의대에서는 노년 여성들의 생활 습관과 세포 노화를 주제로 조사하였습니다. 그 결과, 하루 10시간 이상 앉아 있으면 자주 움직이는 여성들에 비해 생물학적 세포가 8년 더 빨리 늙는다고 발표했습니다.

10시간 이상 앉아 있는 여성은 수명과 관련된 DNA의 텔로미어가 그렇지 않은 여성들보다 더 짧았습니다. 텔로미어는 DNA 말단에 있는 작은 조각으로, 세포가 노화되면 점차 닳아서 짧아집니다.

비만이거나 흡연 등 좋지 않은 습관이 있으면, 이 노화가 가속화됩니다. 앉아서 생활하는 방식도 비만이나 흡연과 마찬가지로 노화를 촉진하는 것입니다.

다리가 눌리면서 혈액이 정체
이코노미석 증후군

의자에 앉아서 생활하는 것은 왜 건강에 나쁠까요?

문화 인류학자들은 이렇게 얘기합니다.

"인류의 몸은 앉아서 생활하기보다는 걷고 뛰는 데 더 적합하도록 만들어졌다."

원시시대의 인류는 생존에 필요한 모든 것을 자연에서 채집하거나 사냥해서 얻어야 했습니다. 당연히 하루 대부분을 일어서서 걷거나 달리면서 보냈습니다. 그래서 인류의 신체는 수십만 년 동안 걷고 뛰는 데 적합하게 진화해 왔습니다. 그러다 보니 서서 활동할 때, 인체에 유익한 호르몬 분비가 증가하며 바르게 작동합니다.

현대 사회처럼 사람들이 대부분의 시간 동안 앉아서 생활하는 패턴은 수십만 년의 인류 역사에서 처음 있는 일입니다.

앉아 있는 것은 무엇이 안 좋을까요?

우선 척추에 무리가 갑니다.

앉아 있을 때 척추에는 서 있을 때보다 1.5~2배의 무게가 가해집니다. 잠시 앉아 있는 것은 괜찮지만 오래 앉아 있으면 허리에 악영향을 미칠 것입니다. 또한 앉아 있을 때는 혈액이 잘 순환하지 못합니다.

다리 부위가 눌리면서 혈액이 정체되고, 이에 따라 혈액이 굳어 혈전(혈액 덩어리)이 만들어집니다. 혈전은 없어지지 않고 신체 전반의 대사에 영향을 미칩니다. 이런 상황이 지속되면 다리가 퉁퉁 붓고 저리는 통증이 발생할 수 있습니다. 흔히 이코노미석 증후군이라고 불리는 병입니다.

오래 앉아 있으면 신진대사에도 좋지 않습니다. 음식이 들어오면 우리 몸은 이를 포도당으로 전환하여 뇌, 위장 등 각종 장기로 보냅니다. 에너지원으로 쓰이지 않는 포도당은 우리 몸에 쌓여 지방이 됩니다.

과거에는 사냥이나 농사짓기 등으로 하루 대부분을 움직임으로써 에너지를 소모했습니다. 그러나 앉아서 보내는 시간이 늘어난 현대인은 에너지를 다 소모하지 못해 지방을 축적합니다. 이는 결국 당뇨병 등 성인 질환의 원인이 되는 것입니다.

그러나 긍정적인 소식도 있습니다. 오래 앉아 있더라도 하루 30분 이상 가벼운 운동을 하는 사람은 텔로미어가 짧아지지 않았습니다.

우리는 일을 해야 하므로, 특히 사무직에 종사하는 경우

하루 내내 일어서서 활동하기는 어렵습니다. 그러므로 지금부터 하루에 30분씩이라도 움직이는 습관을 들여야 합니다. 평소보다 조금만 더 일어서서 움직이려고 노력하면 됩니다. 날마다 조금씩 습관을 바꿔 나가야 합니다.

가볍게 바꿀 수 있는 습관은 다음과 같습니다.

- 20분 이하의 거리는 걸어서 다닙니다.
- 식후 10분 동안 걷는 습관을 들입니다. 식후에 바로 앉으면 혈당이 급격히 올라가며 지방이 쌓입니다.
- 올라갈 때는 계단을 이용합니다. 중년 건강에 중요한 하체 근육을 자연스럽게 키울 수 있습니다.
- TV를 볼 때도 자주 일어서서 움직이며 봅니다.
- 일할 때도 스트레칭을 하거나 화장실에 다녀오는 등 의식적으로 중간중간 움직입니다.
- 아이들과 자주 밖에 나가서 놀아 줍니다.
- 실외에서 이루어지는 취미나 동아리 활동을 합니다. 자연스럽게 밖에 나가서 활동하게 됩니다.
- 대중교통을 탈 때도 짧은 거리는 서서 갑니다.
- 앉기보다 일어서서 활동하는 것을 선호하는 마음가짐을 가집니다.

자연을 가까이하면 10년 더 오래 삽니다

사람이 오래오래 행복하게 사는 마을이나 도시에 찾아가 보면 공통점이 있습니다. 대부분 아름다운 자연환경에 둘러싸여 있습니다. 아름다운 자연환경도 인간의 수명을 늘려주는 데 한몫하는 걸까요?

그렇습니다.

자연은 인간의 마음을 편안하게 하고 스트레스를 줄여 줍니다. 또한 면역력을 높이고 사람들을 움직이게 합니다. 그 결과로 사람들은 더 건강해지고 수명은 늘어납니다.

원래 인간은 도시의 콘크리트 빌딩들 사이에서 사는 것에 익숙하지 않습니다. 과거 오랜 세월 동안 자연에서 수렵 채집 활동을 하며 살아왔기 때문입니다. 그래서 의식하지는 못하지만, 자연 안에서 본능적인 편안함을 느낍니다.

할머니가 살고 있는 시골에 가거나 울창한 삼림에서 산책할 때, 왠지 모르게 편안하고 상쾌한 느낌이 들었던 적 있으시죠? 이는 우리가 자연 안에서 고향과도 같은 자유로움을 자각하는 까닭입니다. 그 속에서 살던 유전자가 여전히 우리 안에 있어서입니다.

이 부분과 관련하여 여러 연구가 활발하게 이루어지고 있습니다.

숲을 산책하거나 숲의 기운을 받아들이는 행위가 정말로 건강을 향상시키는지 알아보는 연구입니다. 그 결과는 놀랍습니다. 숲을 산책하거나 삼림욕을 하기만 해도 심박수, 혈압 등 건강지표가 눈에 띄게 개선되었습니다.

불안장애와 우울증에 효과
자연과 함께하는 삶이 필요

영국 엑스터대학교 의대 연구팀은 영국인 2만여 명을 대상으로 '1주일간 자연에서 활동 여부'에 대해 조사하고, 그에 따른 건강 수준에 관한 설문을 조사했습니다. 그리고 자연 속 활동 여부가 건강에 어떠한 영향을 미치는지 비교했습니다. 그 결과, 1주일에 자연에서 120분 이상 보낸 경우, 그렇지 않은 사람에 비해 건강 지수가 1.6배 더 높게 나타났습니다.

실제로 병원 환자들이 창문을 통해 자연을 바라보거나 식물을 키우면 회복 속도가 더 빨라진다고 합니다. 언뜻 생각하기에 자연을 보는 것과 몸의 회복은 관련이 없을 듯한

데도 말입니다.

네덜란드에서는 숲 근처에 거주하는 사람들과 그렇지 않은 사람들의 차이를 조사했습니다. 그 결과 숲 반경 1km 내에 사는 사람들은 각종 질환에 대한 면역력이 높은 것으로 나타났습니다.

녹색 환경은 신체 질환뿐만 아니라 불안장애와 우울증 같은 정신질환에도 큰 효과를 보인다고 합니다.

그러므로 자연을 가까이하고 자연과 함께하는 삶이 필요합니다. 도시에서 살고 있다면, 지금 당장 사는 곳을 버리고 시골로 이사 가야 한다는 말일까요? 그렇지 않습니다. 도심 속에서도 얼마든지 자연을 느낄 수 있는 방도가 많습니다.

우선 집에서 식물을 기르거나 책상 위에 작은 화분을 하나 놔두는 것만으로도 마음에 좋은 영향을 미칩니다. 퇴근길에 공원 나무들 사이를 가볍게 산책하며 즐기기만 해도 좋습니다. 평소에 그처럼 자연을 최대한 체험하고 느끼려고 노력해 보세요.

주말에는 등산을 가거나, 자연이 살아 있는 교외로 드라이브 가는 것도 좋습니다. 실제로 숲속을 걸어 다니며 나무들 사이에서 숨 쉬고 삼림욕을 해 보세요. 도시에서 쌓였던

스트레스가 싹 사라지고 더 건강해지는 것을 느낄 수 있을
겁니다.

졸리면 자요!

　장수하는 사람들과의 인터뷰를 찾아보면 한결같이 입을
모아 얘기하는 건강 비결이 있습니다. 바로 잠을 잘 잔다는
것입니다.

　쾌적한 수면이 건강에 영향을 미치는 걸까요?

　일반적인 생각보다도 꽤 많은 상관관계가 있습니다.

　실제로 잠에 관해 세계 여러 나라에서 오랫동안 연구가
이어지고 있지만, 여전히 알기 어려운 부분이 많다고 합니
다. 과학자들은 잠을 왜 자야 하는지 아직도 그 이유를 명
확하게 밝히지 못했습니다. 그래도 확실한 것은 잠을 잘 자
야 건강하게 오래 살 수 있다는 것입니다. 그 사실을 뒷받
침하는 간단한 실험이 있습니다. 바로 잠을 오랫동안 자지
않고 생활해 보는 것입니다. 실험은 1964년 미국의 고등학

생 랜디 가드너가 진행했습니다.

불면이 생명을 위협할 정도로 위험
기네스가 '깨어 있기' 부문을 폐지

랜디 가드너는 평소에 왜 잠을 자야 하는지 궁금해하던 학생이었습니다. 그래서 그는 고등학교 과학 프로젝트에서 '잠을 안 자면 어떻게 될까?'를 주제로 실험을 시작했습니다. 실험 대상은 바로 자기 자신이었습니다.

그는 자그마치 11일 넘게(264시간 25분) 깨어 있어서, '가장 오래 잠을 안 잔 사람'으로 기네스북에 이름을 올렸습니다. 이 기록은 깨지지 않을 것입니다. 불면이 생명을 위협할 정도로 위험하다는 것을 확인한 까닭에, 기네스 측은 이후 다른 사람들이 이러한 도전에 계속 참여할 것을 우려해 '잠 안 자고 깨어 있기' 부문을 폐지했으니까요.

실험 6일째부터 그는 근육을 마음대로 제어할 수 없었습니다. 단기 기억상실 증상이 나타나서, 자신이 무슨 실험을 하고 있는지조차 잊어버릴 정도였습니다. 갈수록 안구와 손가락 떨림이 심하게 나타났습니다. 실험 후반에는 눈을 뜨고 있는 것조차 어려웠습니다. 마침내 생명을 위협할 수 있다는 판단에 따라, 실험을 11일째에 중단합니다.

더 가혹한 실험은 동물들을 대상으로 진행되었습니다. 동물 실험에서는 잠을 안 재워서 실제 사망하는 경우도 발생했습니다. 앨런 렉트셰이펀이 진행한 '물 위의 원판' 실험은 널리 알려져 있습니다.

물 위에 회전하는 원판을 놓고, 주기적으로 돌아가게 세팅했습니다. 그러고는 쥐를 그 안에 넣고, 계속 움직이지 않으면 물에 빠지는 상황을 만들었습니다. 물과 식량 등 생존에 필요한 수단은, 원판을 통해 충분히 제공했습니다.

실험 결과, 원판에 들어간 쥐들은 전부 2주 안에 죽었습니다. 이는 음식물을 주지 않았을 때보다도 더 짧은 기간이었습니다. 음식을 많이 먹어도 쥐들은 야위어 갔습니다. 그렇지만 실험 중간에 쥐를 조금이라도 재우면 완벽하게 회복했습니다. 이를 통해, 불면이 심하면 죽을 수도 있다는 결론이 나왔습니다.

유독 우리나라 사람들은 잠이 부족한 듯합니다. 실제로 우리나라 사람들의 평균 수면 시간은 약 7시간 40분으로, OECD 평균인 8시간 20분에 한참 못 미칩니다. 사회적으로 수면을 아까워하는 분위기가 팽배합니다. 오죽하면 "잠은 죽어서 자라"는 말을 공공연하게 할 정도입니다. 하지만 잠은 잘 자야 합니다. 잠을 자지 못함으로써 겪는 해악은 너무 많습니다.

대표적인 3가지는 다음과 같습니다.

◆잠을 못 자면 살이 찝니다

한 연구 조사에 따르면, 하루 5시간 미만 잠을 자는 사람은 7시간 잠을 자는 사람에 비해 비만율이 25%나 더 높았습니다. 수면 부족이 탄수화물과 당분 섭취 욕구를 불러일으키기 때문입니다. 여러분들도 졸리고 피곤할 때면 유독 단것을 많이 먹지 않으셨나요?

수면 연구의 저명한 권위자로 미국 하버드대학교의 로버트 스틱골드 교수가 있습니다. 그는 수면이 비만에 끼치는 영향을 확인하기 위해 수면 박탈 실험을 진행했습니다.

실험 기간에 피험자들은 하루 4시간만 잘 수 있었습니다. 그랬더니 음식물 섭취량이 증가했으며, 당뇨병 이전 증상이 나타났습니다. 이는 부족한 잠이 인슐린 반응에 비정상적인 영향을 끼친 때문입니다. 특히나 포만감에 관련된 호르몬 그렐린(식욕 증가 호르몬), 렙틴(식욕 억제 호르몬) 등의 분비에 이상이 생겼습니다.

대체로 충분히 먹으면 식욕을 억제하는 렙틴이 분비되면

서 배부름을 느끼고, 더이상 먹지 않게 됩니다. 그러나 수면이 부족하면 호르몬 분비에 이상이 생겨서, 먹어도 배부름을 느끼기 어렵게 됩니다. 그러면 과식할 수밖에 없습니다. 실제로 다이어트 업체에서 살을 빼기 위해 첫 번째로 강조하는 게 충분한 수면 시간 확보일 정도입니다. 이는 운동과 식단보다도 더 중요하다고 할 수 있습니다.

◆잠을 못 자면 몸이 아픕니다

혹시 잠을 잘 이루지 못하는 날이 거듭될 때 감기에 걸리는 등 몸이 아파 본 적 있으신가요? 주변을 살펴보면 그런 경우가 종종 있습니다. 저도 일이나 스트레스로 잠을 푹 못 자면 꼭 감기나 몸살에 붙잡힙니다. 실제 연구에서도 수면 부족이 면역 체계를 망치는 것으로 밝혀졌습니다.

또 로버트 스틱골드 교수는 잠이 몸의 면역에 미치는 영향을 조사하는 실험을 진행했습니다. 피험자들에게 며칠 동안 잠을 못 자게 한 뒤, 백신을 투약했습니다. 그 결과 수면 부족군의 백신에 대한 항체 반응에서, 대조군의 50% 수준밖에 생성이 안 되었습니다. 이는 수면이 부족하면 면역 반응이 절반 수준으로 떨어진다는 뜻입니다.

이렇듯 잠이 부족하면 우리 몸은 병들기 쉽습니다.

◆잠을 못 자면 멍청해집니다

시험 기간에 밤을 새워 공부했는데도 오히려 시험을 망친 경우가 있으실 겁니다.

실제로도 잠을 안 자고 공부하면 되레 기억력과 집중력이 떨어져 역효과를 가져옵니다. 각종 연구에서도 수면이 부족한 사람들은 기억력 테스트 점수 등 두뇌 활성도가 전반적으로 낮게 나왔습니다.

미국 하버드대학교에서는 성인 남녀 28명을 두 그룹으로 나누어 실험을 진행했습니다. 한쪽은 충분히 잠을 자게 하고 다른 한쪽은 억지로 잠을 재우지 않았습니다. 그러고는 MRI를 통해 뇌 기능을 관찰했습니다. 그 결과, 수면이 부족한 그룹의 기억 능력이 19%나 떨어졌습니다.

기억력 저하는 곧 치매 위험과도 연관됩니다. 《네이처 커뮤니케이션즈》에 실린 연구에 따르면, 수면 시간이 하루 6시간 이하일 경우 7시간 이상인 사람에 비해 치매 위험이 30% 높았다고 합니다. 수면 부족은 뇌 깊숙한 곳에는 자리한, 단기 기억을 장기 기억으로 전환해 주는 '해마'라는 기관을 손상시키는 까닭이라고 합니다. 수면 부족이 염증을 일으키고, 이 염증이 치매 물질을 만들어 해마를 공격하기 때문입니다.

이처럼 중요한 잠을 잘 자려면 어떻게 해야 할까요?

잠에 대한 습관을 조금만 바꿔도, 여러분들은 더 좋은 잠을 잘 수 있습니다.

잠에는 적절한 습관이 필요합니다. 이를 위해 의사들이 실제로 추천하는 방법들을 소개하겠습니다.

◆주말에도 같은 시간에 일어나야 합니다

좋은 잠을 위해서라면 규칙적인 수면 시간의 확보가 중요합니다. 무엇보다도 잠에서 깨는 시각이 규칙적이어야 합니다. 그러다 보면 잠에 드는 시간 역시, 자연스럽게 일정해집니다.

요즘 사람들 대부분은 바쁜 주중에 부족한 잠을 주말에 몰아서 보충하려 합니다. 그처럼 시간이 불규칙하면 질 좋은 잠을 자기 어렵습니다. 그러므로 주말이라도 평소와 같은 시간에 일어나야만 수면 리듬을 일정하게 이어갈 수 있습니다.

물론, '평일엔 잘 시간이 없는데 주말에는 푹 자야지!'라고 생각하는 분들이 적지 않을 듯합니다. 그렇더라도 평일보다 1시간 정도만 더 주무시되, 신경을 써서 조금 일찍 일어나는 습관을 들이는 게 좋습니다.

◆침대는 '잠자는 곳'으로만 사용해야 합니다

TV를 보고 책을 읽고 휴대전화에 열중하는 등의 생활을, 자나 깨나 침대에서 하는 사람들이 많습니다. 이런 생활양식은 침대에서 잠을 깊이 자기 어렵게 만듭니다.

뇌가 침대를 수면 외에 다른 행동을 하는 곳이라고 착각하게 되기 때문입니다. 침대에서는 오로지 잠만 자야, 누웠을 때 뇌가 자연스럽게 받아들여 수면을 준비합니다. 그러므로 침대에는 다른 행동을 할 만한 물품을 가져가면 안 됩니다.

침대는 오직 '잠을 자는 곳'으로만 이용해야 합니다. 밤에 꼭 휴대전화를 사용해야 한다면 거실에서 하고, 잠은 반드시 침대로 가서 자야 합니다.

◆낮에는 밖에서 햇볕을 쬡니다

오랜 옛날부터 인류는 낮에 밖으로 나가 햇빛 속에서 활동했습니다. 그래서 우리 몸의 시계는 낮에 바깥 활동을 하는 데 맞춰져 있습니다.

햇볕을 쬐는 낮에 만들어져 분비되는 세로토닌은 우리 몸의 신경 세포 사이에 정보를 전달하는 물질입니다. 뇌가 행복을 느끼도록 하는 기능이 있어서, 햇볕을 쬐면 기분이 좋아집니다.

해가 떠 있는 동안 생성된 세로토닌은 해가 지면 멜라토닌이라는 수면호르몬으로 바뀌어서 잠을 깊이 잘 수 있도록 도와줍니다.

◆오후 3시 이후부터는 커피를 삼갑니다

몇 걸음만 옮겨도 마주칠 정도로 즐비한 커피 전문점이 말해 주듯, 많은 이들이 커피를 즐겨 마십니다. 우리나라의 커피 소비량은 불면증 증가율과 비례합니다.

카페인의 각성 효과는 우리가 생각하는 것보다도 더 강합니다. 커피뿐만 아니라 홍차, 콜라 등 카페인 음료를 마시면 각성 효과가 반나절 이상 지속됩니다. 이 때문에 잠을 이루기 어렵거나 오래 자더라도 수면의 질이 떨어집니다. 적어도 저녁에는 카페인 음료를 피해야 합니다.

불면증으로 고통받는다면 오후 3시 이후부터 커피를 삼가는 게 좋습니다.

◆휴대전화를 멀리 떨어진 곳에 둡니다

자려고 침대에 누웠다가 잠깐 휴대전화에 눈길을 주었다 싶은데, 정신을 차려 보니 금세 몇 시간이 훌쩍 지났던 적이 한두 번쯤은 있을 겁니다. 새벽에 잠깐 깨어서 휴대전화를 한번 켰다가 또 잠을 설쳐 고통스러웠던 적도 있지 않은가요?

이렇듯 침대를 휴대전화와 함께하는 곳으로 여기는 분들이 적지 않습니다. 그러나 휴대전화를 켜는 순간 나오는 블루라이트가 수면호르몬인 멜라토닌 분비를 방해하므로 쉽게 잠을 이루지 못합니다. 따라서 잠자리에 들기 2시간 전부터는 휴대전화를 멀리하는 게 좋습니다. 또 침실에 들어갈 때, 아예 휴대전화를 거실에 두는 것만으로도 한 시간은 더 숙면할 수 있습니다. 부득이한 사정으로 휴대전화를 들고 가더라도, 되도록 손과 멀리 떨어진 곳에 두는 게 좋습니다. 무의식적으로 휴대전화를 들여다보는 행동을 줄일 수 있습니다.

철학자 쇼펜하우어가 이렇게 말했다고 합니다.

"삶이 괴롭고 힘들 땐 자는 게 최고다."

부정적인 생각이 들 때면,
나가서 10분만 걸어 보세요

　살다 보면 누구나 그렇듯 힘들 때가 있습니다. 회사에서 상사에게 혼이 났거나 부부간에 다퉜을 수도 있습니다. 하고자 하는 일이 뜻대로 되지 않아 힘이 빠집니다. 앞으로도 변하는 게 없을 듯하다는 생각에 사로잡혀서 우울해지기도 합니다. 끝없이 가라앉는 느낌입니다. 이와 같은 상황을 누구나 한 번쯤은 겪어 보셨을 겁니다.

　이럴 때는 어떻게 해야 좋을까요?

　저마다 자신만의 대처 방법이 있을 듯합니다. 맛있는 것 먹기, 취미 활동하기 등등, 스스로에게 맞는 방안이 있다면 그쪽으로 눈길을 돌리면 됩니다. 하지만 딱히 떠오르는 게 없다면, 이렇게 한번 해 보세요.

　우선 밖으로 나갑니다. 이때, 휴대전화는 절대 보면 안 됩니다. 휴대전화는 두고 나가든가 꺼 두어야 합니다. 얽매였던 생각을 심호흡에 실어 내뱉고는 햇빛을 받으며 10분 정도 주변을 두리번두리번 걸어 봅니다. 그러면 신기하게도 우울함이 줄어듭니다. 이어서 부정적인 생각을 긍정적으로 바꿀 수도 있습니다. 왜 그런 걸까요?

밖에 나가서 걷기만 해도
희망과 의욕이 생긴다

우리 몸에는 세로토닌이라는 호르몬이 있습니다. 햇볕을 쬘 때 만들어지고 분비되는 세로토닌은 뇌가 행복을 느끼게 하는 기능을 가지고 있습니다. 이 호르몬이 적으면 우리 몸은 불행하다고 여깁니다. 그러므로 세로토닌 분비를 늘리는 것이 행복의 시작입니다.

세로토닌은 햇빛에 민감한 호르몬입니다. 햇빛을 많이 받을수록 생성과 분비가 왕성해집니다. 이때는 평소보다 보폭을 크게 하고 걷는 데 집중해야 좋습니다. 그렇게 올바른 자세로 걸을 때 생기는 가벼운 진동이 몸을 자극하여 세로토닌 분비를 더욱 촉진하게 됩니다.

《돈의 속성》 저자인 김승호 회장도 "밖에 나가서 걷기만 해도 희망과 의욕이 생긴다"라고 얘기하였습니다. 그는 과거 6번의 사업 실패로 좌절할 때마다 밖에 나가서 정처 없이 걸었다고 합니다. 아무것도 할 수 없을 거라는 절망감이 들었을 때, 그저 밖으로 나가 끊임없이 걷는 것만으로도 다시 도전할 힘이 났다고 했습니다.

유럽에서 스시 프랜차이즈를 성공시킨 켈리 최 회장도 비슷한 이야기를 했습니다. 사업 실패로 10억 빚을 지고 자살에 대해 생각하다, 마지막 남아 있는 힘을 끌어모아 밖으로 나갔습니다. 그리고 5시간이고 6시간이고 걸었습니다. 걷다 보면 신기하게 상황은 그대로인데도 마음가짐이 달라졌다고 합니다.

햇볕을 쬐고
몸을 가볍게 움직이는 게 핵심

실제로 정신과 의사들이 우울증에 빠진 환자들에게 첫 번째로 권하는 처방이 '밖에서 산책하는 것'이라고 합니다. 몸을 움직이고 햇볕을 쬐는 것이 항우울제 이상의 효과를 내는 까닭입니다.

우울하면 물론, 걷기를 비롯한 그 어떤 일에도 의욕이 솟지 않을 수 있습니다. 그럴 때는 할 수 있는 더 간단한 행동을 해보세요. 창밖을 보면서 몸을 움직여 기지개를 켜기만해도 기분은 한결 나아진답니다. 결국, 햇볕을 쬐고 몸을 가볍게 움직이는 게 핵심입니다.

어쩌면, 내키지 않았는데도 누군가의 손에 이끌려서 나갔던 경험이 있을 겁니다. 그때 어땠나요? 마지못해 나서긴 했지만, 막상 나가서 활동하며 재미있었던 기억이 있지 않나요?

자꾸만 부정적인 생각이 찾아드는 분이라면, 내키지 않더라도 억지로 나갔으면 합니다. 처음에는 무작정 걷지만, 막상 걸음을 옮기다 보면 차츰 생각이 정리되며 새로운 일에 도전할 수 있는 긍정적인 힘이 생긴답니다.

점심 먹고 나서 10분만 걸어요

건강을 위해서 어떤 지표를 관리하는 것이 중요할까요? 대표적으로 혈당 수치가 있습니다. 혈당은 우리 몸에서 중요한 지표 중 하나입니다. 급격한 혈당 상승을 막는 것이 체중과 건강 관리에 매우 중요한 까닭입니다.

급격한 혈당 상승은 혈당 스파이크를 일으킵니다. 그러면 혈당을 낮추기 위해 인슐린이 과다하게 분비되고, 인슐린은 혈당을 지방으로 전환합니다. 그 과정이 반복되면 몸에 지방이 쌓이고 호르몬 분비에 이상이 생길 수 있습니다. 따라서 급격한 혈당 상승을 막아야 하는데, 그러기 위해서는 밥이나 빵 같은 정제 탄수화물의 섭취를 줄여야 합니다. 그리고 또 좋은 방법이 있습니다. 바로 식후에 10분만 걷는 것입니다.

식후에 바로 운동하면 혈당의 급격한 상승을 억제할 수 있습니다. 이때, 운동은 걷기나 스트레칭처럼 가볍게 해야 합니다. 가벼운 운동을 하면 혈당치가 천천히 올라가며 소화기관을 자극해 소화에도 도움이 됩니다. 그러나 빨리 달리기 같은 고강도 운동은 소화에 사용할 에너지를 써 버리기 때문에, 소화를 방해합니다.

**오르막길을 오르내리면
근력을 기를 수 있어**

혈당치를 관리하기 위해서라도 식후에 가벼운 운동을 하는 것이 좋습니다. 점심시간은 보통 1시간입니다. 음식을 주문해서 먹고 나면 대개 40분 남짓 지납니다. 남은 시간 20분 동안 천천히 걸으면 혈당 상승을 억제할 수 있습니다.

그러므로 직장인들은 되도록 회사에서 어느 정도 떨어져 있는 식당을 오가며 걷는 것이 좋습니다. 자투리 시간의 걷기 운동 덕분에 급격한 혈당 변화가 없으므로, 졸음이나 무기력증에 빠지지 않아서 업무에도 더 집중할 수 있습니다.

어디를 걸어도 좋지만 될 수 있는 대로 바깥 공기를 쐬며 걷는 편이 좋습니다. 계단이나 오르막길을 오르내리면 근력을 기를 수 있어 더 효과적입니다. 특히 빵처럼 정제 탄수화물이 많은 음식을 먹었다면 식후에 바로 걸어야 좋은 운동이 됩니다.

옛날에는 밥을 먹고 나서 느긋하게 쉬어야 좋다고들 했습니다. 그러나 식후에 전혀 움직이지 않으면 왠지 더부룩하고 졸린 기분이 들지 않으셨나요? 급격한 혈당 상승으로 인해 몸이 둔해지고 소화가 잘 안 되었기 때문입니다.

살이 찌는 것은 물론 오후 업무에 집중하기도 어려워지는 습관입니다.

지금은 식후에 간단한 운동을 하는 게 좋다는 것이 정설입니다. 아무리 바쁘더라도 10분 정도 가벼운 산책을 하는 편이 좋습니다. 같은 정도의 운동이라도 식후에 해야 그 효과가 극대화됩니다. 간단한 운동만으로 평소보다 몇 배의 효과를 얻을 수 있습니다.

하체 근육이 연금보다 중요합니다

중년 이후의 건강을 위해 가장 중요한 근육은 뭘까요?

여러 의견이 있겠지만, 나이가 들수록 하체 근육의 중요성이 커진다는 데 대부분이 동의할 것입니다. 하체는 엉덩이부터 종아리에 이르는 부위를 말합니다. 전신 근육의 무려 60% 이상이 하체에 집중되어 있습니다.

닭고기를 먹을 때, 다양한 부위 중에서도 닭 다리가 가장 통통하고 맛있잖아요? 인간도 마찬가지로, 살면서 가장 운동량이 많은 부위인 까닭에 근육이 집중되어 있고 그만큼 중요합니다.

건물을 올릴 때 기초공사가 튼튼해야 하듯, 두 발로 직립 보행하는 인간에게는 튼튼한 하체가 필요합니다. 기초공사가 부실하면, 건물이 제아무리 번지르르해도 무너지게 마련입니다.

이처럼 중요한 하체 근육이 감소하면 어떻게 될까요?

보통 40대를 기점으로 근육량이 감소하기 시작합니다. 대략 1년에 1%씩 근육이 줄어듭니다. 특히 노년으로 갈수록 허벅지 근육이 눈에 띄게 줄어듭니다. 노인성 근감소증이 심해지기 때문입니다. '근육 좀 빠지는 게 뭐가 중요하냐?'라고 생각할 수도 있지만, 근육 감소는 건강에 좋지 않은 영향을 끼칩니다.

연구에 따르면, 허벅지 둘레가 1cm 줄어들 때마다 당뇨병에 걸릴 위험이 남자는 8%, 여자는 10%씩 증가한다고 합니다. 혈당 조절을 위해 췌장에서 분비한 인슐린은 포도당을 에너지로 사용하고도 남으면 글리코겐 형태로 바꿔서 저장합니다. 그런데 저장 한계를 넘어서면 지방으로 변해 차곡차곡 쌓여 비만을 유발합니다. 이로 말미암아 근육이 줄어들면 혈당 조절이 어려워질 수밖에 없습니다.

근육이 줄어들면
혈당 조절이 어려워져

설령 상체 근육이 줄어들어도 일상생활에 큰 불편을 초래하지는 않지만, 하체 근육이 부실하면 앉았다 일어서기, 걷기 등 일상의 기본 활동부터 어려워집니다. 근육이 줄어들면 무릎이나 허리 관절의 통증도 더 심해집니다.

그러므로 보다 건강하고 활력 있는 삶을 위해, 중년 이후 반드시 키워야 하는 하체 근육 운동을 어떻게 해야 할까요?

대표적인 운동으로 걷기가 있습니다. 걷기가 좋은 운동인 것은 분명하지만, 날마다 충분히 걸어도 근육을 늘리기에는 부족합니다. 실제로 한 연구에서 하루 10,000보 걷기 운동을 꾸준히 한 노인을 대상으로 근력을 조사했는데, 걷기를 많이 한다고 하체 근력이 좋아지지는 않았다고 합니다. 걷기와 함께 반드시 하체 근력 운동을 병행해야만 합니다.

하체 근력 운동으로는 스콧이 있습니다. 올바른 자세로 꾸준하게 해 나가면 건강에 필요한 하체 근육을 충분히 키울 수 있습니다. 처음 시작하는 스콧이 버거우면, 익숙해질 때까지는 의자나 벽을 지지해도 괜찮습니다. 요즘 유튜브를 찾아보면 쉽게 따라 하는 영상이 많으므로 적잖은 도움을 받을 수 있습니다.

그보다 더 쉽게 할 수 있는 운동으로는 뒤꿈치 들기와 한 발 서기 운동이 있습니다. 말 그대로 맨몸으로 뒤꿈치 들기를 반복하거나, 한 발로 오래 서서 버티는 운동입니다.

이 운동들의 장점은 효과도 좋으면서 어디서든 쉽게 할 수 있다는 것입니다. 굳이 헬스장에 찾아가서 운동할 시간을 따로 내지 않아도 됩니다. TV를 볼 때나 엘리베이터를 기다릴 때 등, 짬이 날 때마다 몇 차례씩 해 보세요. 중년 이후의 건강에 지대한 영향을 끼치는 하체 근력 운동을 마치 연금이라 생각하고 투자합시다.

10cm 더 넓게 발을 내딛습니다

일상생활에서도 하체 근육을 강화할 수 있는 여러 가지 좋은 습관들이 있습니다. 그중 하나는 바로 평소보다 발을 10cm 더 넓게 내딛는 것입니다. 한 TV 프로그램에서 보폭 10cm 늘리기 실험을 진행한 적이 있습니다.

보폭을 10cm 더 내디뎌 걷게 한 후 보행 나이를 측정하자, 모두 11세씩 젊어졌다고 합니다.

**오르막길을 빨리 걸을수록
건강 수명이 늘어난다고 생각**

보폭을 넓히면 보행속도가 자연스럽게 빨라지고, 다리가 받는 부하가 증가합니다. 그럼으로써 다리 근육이 활성화되고 자연스레 근력 강화 효과를 얻을 수 있습니다. 걸으면서 생각날 때마다 "10cm 더!"라고 소리 내어 말해 봅시다.

소리 내어 말하면서 들으면 한껏 더 의식하고 자각하여 보폭을 넓힐 수 있습니다. 보폭을 그처럼 의식적으로 벌려 보세요. 보폭이 늘어나면 걸음걸이에도 힘이 더 실리게 됩니다. 자신감 넘치는 걸음걸이로 걷는 동안 저절로 흥이 나고 새로운 활력이 생깁니다.

하지만 보폭을 갑자기 넓혀서 오래 걸으면 피곤할 수도 있습니다. 그럴 때는 다시 보통 보폭으로 걸으면 됩니다. 보폭을 넓혔다가도 원래 보폭으로 좁히기를 번갈아 가며 걸어 보세요.

오르막길을 만난다면 운이 좋은 경우입니다. 오르막길 경사에서 보폭을 넓혀 걸으면 보다 더 자연스럽게 근력 운동이 이루어집니다. 걷다가 오르막길이 나오면 좋은 운동 장소를 만났다고 생각해야 합니다.

이 오르막길을 빨리 걸을수록 내 건강 수명이 늘어난다고 생각하고 힘차게 걸어 올라가 보기 바랍니다. 이렇게 생활 속의 환경에서 자연스럽게 운동하는 것이 좋습니다. 그래야 운동에 대한 중압감과 부담감 없이 근육을 키울 수 있습니다.

2장

자신만의

목표가
있으신가요?

우리에게는 목표가 필요합니다

직장생활하는 이들은 대체로 주말을 손꼽아 기다립니다. 일하지 않아도 되며 진정한 자유를 느낄 수 있다고 생각하는 까닭입니다. 또한 날마다 반복되는 지루한 일상에서 해방되고 싶어합니다.

돈이 많아서 아무런 일도 하지 않고 집에서 놀기만 하면 좋겠다는 생각을 하기도 합니다.

만약 뜻밖에 그런 행운이 생긴다면 어떨까요?

정말로 집에서 놀기만 하게 될까요?

하지만 그런 삶에서 행복을 느낄 수 있을까요?

그와 같은 일이 실제 벌어질 확률도 희박하지만, 정작 맞닥뜨리더라도 마냥 행복하지만은 않을 듯싶습니다. 일하지 않아도 먹고살 수 있을 만큼 부를 이룬 사람들을 어쩌다가 볼 때가 있습니다. 그러나 그들은 대체로 모두 일을 하고 있었습니다.

TV 등에서 종종, 평생 일하지 않아도 되는 부자들을 만나기도 합니다. 얼핏 생각하면 그들은 모두 일을 그만두고 놀기만 해야 합니다. 그러나 그렇지 않습니다. 충분한 돈이 있음에도 또 새로운 일들을 만들고 사업을 벌입니다.

노는 데에도 한계가 있는 법입니다. 실컷 놀고 난 다음에 늘 벅차오르는 만족감과 행복을 느낄 수 있었나요? 경험해서 아시겠지만, 보통은 그렇지 않을 것입니다. 놀던 그 순간은 쾌감을 맛보겠지만, 왠지 모를 후회와 아쉬움이 남기도 합니다.

진정한 만족은 꾸준한 노력의 과정에서 무언가를 성취했을 때 얻을 수 있어서입니다.

목표가 있는 사람은
패기 넘치고 활력이 있다

오늘날은 그저 먹고 자는 것만 해결된다고 행복해지지 않습니다. 인간은 삶에서 나름의 의미를 찾아야만 행복할 수 있는 존재입니다.

의미는 삶의 목표를 통해서 찾을 수 있습니다. 그리고 그 점이 인간과 동물을 구별하는 특징 중 하나입니다. 특이하게도 인간만 왜 그런지 이유는 잘 모르겠습니다만, 인간은 본래 그렇게 설계되었습니다.

목표는 마치 내비게이션에 설정하는 목적지와 같습니

다. 차를 탔는데 정작 목적지가 없다면 어떨까요? 그 어디로 움직일 수도 없고, 움직인다고 해도 제자리를 빙빙 돌 따름일 겁니다. 그러나 목표가 있으면 우리의 삶에 방향성이 생깁니다.

목표가 있는 사람은 그 자체로 패기 넘치고 활력 있는 삶을 살아갑니다.

목표는 꼭 거창하지 않아도 됩니다. 직업일 수도, 취미일 수도, 어떠한 관계일 수도 있습니다. 무엇이든 간에 온전하게 몰입하고 성취 의욕이 있는 일이라면 모두 다 좋습니다.

생쥐가 물속에서 60시간이나 살아 있었던 이유

존스홉킨스 의과대학교 커트 릭터 교수는 1957년, 쥐들에게 잔인한 실험을 진행했습니다. 유리병에 물을 붓고, 쥐를 빠뜨렸습니다.

유리병은 위로 올라갈 수 없는 구조여서, 쥐들은 살기 위해서 계속 헤엄쳐야 합니다. 과학자는 쥐들이 힘을 다해서 빠져 죽기 전까지 얼마나 오래 헤엄치는지 그 시간을 잽니다. 쥐들은 평균 15분간 헤엄치다가 결국 힘이 다해서 물에 빠져 죽었습니다.

희망이 생긴 것만으로도
120배나 차이

커트 릭터 교수는 그다음 실험을 진행했습니다. 이번에는 물에 빠뜨렸다가 건져 주는 실험을 진행했습니다. 쥐를 물에 빠뜨렸다가 꺼내 주기를 몇 차례 되풀이했습니다. 물에 빠져도 살아남을 수 있다는 희망을 쥐에게 심어 준 것입니다. 그러고 나서 본 실험을 시작했습니다. 이때 쥐들이 헤엄친 시간은 얼마나 되었을까요? 15분? 30분? 그 정도 수준이 아니었습니다. 쥐들은 무려 60시간을 살아남아 헤엄쳤다고 합니다. 살아 있는 시간이 12,000%나 늘어난 것입니다.

커트 릭터 교수는 이와 같은 결론을 내렸습니다.

"버티면 누군가 살려 준다는 희망이 생기자, 쥐들은 마지막 순간까지 온 힘을 다해서 헤엄쳤다."

첫 실험에서는 쥐들이 삶의 의지를 쉽게 포기했을 겁니다. 처음 접하는 절망적 상황이라 더 버텨야겠다는 생각도 못 한 채 물속으로 가라앉았습니다. 그러나 몇 차례 누군가 구해 준 경험이 있는 쥐들은 놀랍도록 달랐습니다. 물에 빠져도 쉽사리 절망하지 않았습니다. 조금만 버티면 누군가 구해 줄 거라는 희망을 품고서 마지막의 마지막 순간까지 헤엄쳤습니다.

첫 실험과 두 번째 실험에서 달라진 상황이 있을까요? 아닙니다. 상황은 동일하지만, 쥐들의 생각은 희망적으로 바뀌어 있었습니다. 희망이 생긴 것만으로도 결과는 120배나 차이가 났습니다.

우리 인간도 마찬가지입니다.

동일한 상황일지라도 생각과 태도를 긍정적으로 바꾸면 훨씬 좋은 결과가 나옵니다. 처한 상황이 비록 부정적으로 느껴질지라도, 더 나은 쪽으로 바뀔 수 있다는 희망을 품어 보세요. 그것만으로도 우리는 더 건강하게 오래 살면서 목표를 이룰 수 있습니다.

죽음의 수용소에서 살아남은 사람들

빅터 프랭클이 쓴 책 《죽음의 수용소에서》에도 비슷한 이야기가 나옵니다.

빅터 프랭클은 오스트리아 출신의 유대인 정신과 의사였습니다. 평범하게 살던 그는 제2차 세계대전 때, 나치의 유대인 수용소에 갇혀 비참한 일들을 겪게 됩니다.

그는 하루 종일 먹지도 못한 채 강제 노동에 시달리며 인간 이하의 취급을 받습니다. 그의 가족과 부인은 수용소에서 가스실로 보내져 죽임을 당했습니다. 많은 사람이 죽고 자신도 언제 가스실로 보내질지 모르는 극한 상황이었습니다. 얼마나 절망적이었을까요?

제가 만약 그런 상황에 놓였다면 모든 걸 포기하고 죽으려고 했을 듯싶습니다. 하지만 그 속에서 그는 오히려 인간의 존엄성을 발견합니다.

그런 형국에서도 빅터는 '생각과 태도를 선택할 수 있는 자유'를 찾았던 것입니다. 이 생각의 '자유'는 무서운 나치조차도 통제할 수 없는 것이었습니다. 상황 자체는 그처럼 어려웠지만, 깨달음을 얻은 그는 반드시 살아 나가서 이를 전파해야겠다는 목표를 세웁니다. 그리고 마침내 전쟁이 끝나고 그는 살아서 수용소를 나옵니다.

삶의 목표가
인생을 바꾼다

생존 확률이 가장 높았던 사람은 바로 수용소에서 나가서 하고 싶은 일이 있는 사람들, 반드시 살아서 수용소를 나가고 싶다는 마음이 강한 사람들이었습니다. 빅터 프랭클은 그때의 경험을 살려 《죽음의 수용소에서》라는 책을 씁니다. 그리고 니체의 유명한 말을 인용합니다.

"살아가야 할 이유가 있는 사람은 그 어떤 어려움도 견딜 수 있다."

이렇듯, 우리에게는 삶의 이유가 꼭 필요합니다. 그것만으로 우리들의 태도는 달라집니다. 힘든 일들이 닥쳐도 긍정적으로 바라보며, 이겨낼 힘이 생깁니다. 무미건조하게 흘러가는 듯 보이는 하루에 나름대로 의미를 부여할 수 있게 됩니다. 아침에 눈을 떴을 때, 곧바로 일어나야 할 이유가 생깁니다.

'살아가는 이유'라면 어쩐지 거창해 보입니다.

인류를 구하는 대단한 일이라도 해야 할 듯싶습니다. 그러나 그처럼 크고 넓게 생각하지 않아도 됩니다. 처음에는 작은 이유로부터 시작하는 겁니다. '가족들과 행복하게 지내기'나 '내가 하는 일에서 전문성 가지기'만으로도 충분합니다.

실제로 제가 만났던 분들이 지닌 목표는 대부분 사소하고도 간단했습니다. 썩 돋보이지는 않아도 삶의 목표를 가지는 것만으로 인생은 달라집니다. 보이지 않는 에너지가 솟아오르면서 건강해지고 행복해집니다. 하루하루를 더 희망차게 살아갈 수 있습니다. 그러므로 처음에는 소박한 목표부터 시작해 보세요.

삶의 목표는 어떻게 찾을까?

여기까지 읽으면서, 다음과 같은 생각을 했을 수도 있습니다. '그래 좋아, 목표를 가지는 것 좋다 이거야. 그런데 목표를 어디서 어떻게 찾냐고! 지금 나 혼자 먹고살기도 바빠

죽겠는데.'

어쩌면, 처한 상황에 따라 그럴 수도 있을 듯합니다. 실제로 사람들과 이야기해 보면 가장 많이 듣는 말이 "목표를 무엇으로 정해야 할지 모르겠어요. 하고 싶은 일이 뭔지 도대체 모르겠어요"입니다.

여기에서 누구나 할 수 있는 삶의 목표 찾는 방법을 알려드리겠습니다.

중요하다고 생각하는 가치가
바로 정답

목표를 세우기 전에 먼저, 자신이 추구하고자 하는 가치를 탐색하셔야 합니다.

목표는 가치를 달성하기 위한 구체적 방안인 까닭입니다. 그러기 위해서는 자신에 대해 잘 알아야 합니다. 그래서 먼저 자기 자신과의 대화가 필요합니다. 무엇을 할 때 가장 행복했던지를 떠올려 보세요. 그러한 기억을 되살려 자신과 이야기를 나누는 일이 첫 번째입니다. 생각보다 많은 사람이 어떤 일을 하거나 마주쳤을 때 진정으로 행복한지를 잘 모릅니다.

자신이 추구하는 가치는 성취일 수도, 사랑일 수도, 물질일 수도 있습니다. 이에 대한 정답은 따로 없습니다. 가족, 감사, 돈, 건강, 관계, 즐거움, 긍정, 평안, 목적, 믿음, 사랑, 성장, 아름다움, 자아실현, 전문성, 배움, 지혜, 정직 등 수도 없이 많은 가치가 있습니다.

그중 어떤 것일지라도 자신이 중요하다고 생각하는 가치가 바로 정답입니다. 일단 내가 좋아하는 가치를 찾으면 자신의 목표를 정할 수 있습니다. 목표는 가치를 이루게 해 줄 더 구체적인 대상을 말합니다.

삶에서 중요한 가치를 정했다면, 이제 그 가치를 구체적으로 이룰 수 있는 것을 목표로 삼으면 됩니다.

예를 들어, '일에서의 성취'가 내 가치라면, '지금 하는 일의 전문가 되기'를 목표로 세우면 무난합니다. '화목한 가족'이 내 가치라면 '사랑하는 배우자와 행복한 가정 만들기'를 목표로 삼으면 됩니다. 즉, 목표는 가치를 실현하기 위한 구체적 방안입니다.

오늘이 내가 사는 마지막 날이라면

　스티브 잡스의 유명한 졸업식 연설을 들어 보셨나요? 애플의 CEO였던 스티브 잡스가 스탠퍼드대학교 졸업생들 앞에서 펼친 연설은 지금까지도 널리 회자하며 사람들을 감동시키고 있습니다.

　"만약 오늘이 내 생애 마지막 날이라면, 나는 과연 오늘 하려는 일을 하고 싶어 할까요? 그리고 너무 여러 날 동안 계속해서 '아니오'라는 대답이 나오면, 그때는 뭔가 달라져야 할 필요가 있음을 깨닫곤 했습니다.

　자신이 곧 죽을 거라는 사실을 기억하는 것은 자신이 인생에서 커다란 선택을 내리는 데 도움을 주는 가장 중요한 도구입니다."

기억하는 것은
가장 중요한 도구

　이 이야기를 들었을 때 저는 삶의 목적을 찾는 쉬운 방법을 알 수 있을 듯했습니다. 여러분이 곧 죽는다고 생각할 때, 그때 하고 싶은 무언가가 바로 삶의 목적일 가능성이 높습니다. 왜냐면 세상 거의 모든 것은 죽음 앞에서 덧없이 사라지고, 오직 진정으로 중요한 것만 남는 까닭입니다.

어떤 사람은 지금 하는 일을 계속할 것입니다.

그렇다면 그 사람 삶의 목적은 지금 하는 일의 성취에 있는 것입니다. 또 다른 사람은 지금까지 번 돈을 전부 써 버릴 것입니다. 이 사람은 삶의 목적이 소비에 있을 것입니다. 혹자는 가족들과 함께 즐겁게 시간을 보낼 것입니다. 이분은 삶의 목적이 가족과의 관계에 있을 겁니다.

지금 거울 앞에 서서 자기 자신에게 한번 물어보세요.

"오늘이, 당신 사는 마지막 날이라면, 무엇을 하고 싶은가요?"

몰입, 그 참을 수 없는 즐거움

원하는 목표를 이루어 만족을 얻기 위해서는 몰입할 필요가 있습니다.

몰입이란 무엇일까요?

그것은 '한가지 목표를 위하여 자신의 온 에너지를 집중하는 행동'입니다. 몰입하면 그 과정 내내 마음 가득 행복이 있음을 느낄 수 있습니다. 평생 동안 파고든 연구에 깊이 빠져들었던 칙센트미하이는 자신이 쓴 책《몰입의 즐거움》에서 이렇게 말했습니다.

"삶을 훌륭하게 가꾸어 주는 것은 행복감이 아니라 몰입이다."

이것은 단순히 맛있는 것을 먹거나 재미있게 놀면서 느끼는 행복보다 한껏 더 높은 단계의 만족입니다. 그래서 적절한 과제를 설정하고 달성하기 위해 몰입하는 것이 중요합니다.

우리에게 평화로운 삶은 참 좋아 보이지만, 내내 지속되면 되레 지루함을 느낄 수도 있습니다.

풀리지 않는 문제를 놓고 오랫동안 골똘하게 고민하다가 마침내 답을 얻었을 때의 희열을 느껴 보신 적이 있나요? 바로 그런 희열이 몰입을 통해 얻을 수 있는 행복입니다. 몰입은 즐거움과 특별한 감정이 동반되는 경험입니다. 놀 때도 몰입하지 않으면 재미가 덜합니다. 그래서 우리는 종종 몰입할 수 있는 환경으로 자신을 데려갑니다.

예를 들면 놀이공원의 롤러코스터를 생각할 수 있습니다. 롤러코스터에 올라선 우리는 잔뜩 긴장한 상태에서 기구의 움직임과 몸의 느낌에 깊이 집중합니다. 그 몇 분의 몰입 체험을 위해 긴 줄 뒤에 서서, 지루한 대기 시간을 견뎌냅니다.

훌쩍 떠나는 여행도 마찬가지입니다.

설렘으로 가득 차서 떠나지만, 집을 나서면 아무래도 성가시고 피곤한 일들과도 마주칠 수밖에 없습니다. 그런데도 우리는 굳이 돈과 시간을 들여서 여행을 떠납니다. 일상을 벗어나 고도의 몰입에 들기를 원하므로 여행에 나서는 것입니다. 이처럼 알게 모르게, 우리는 어떤 대상에 깊이 파고들거나 빠지는 '몰입'을 희망합니다.

**목표에 자주 몰입해야
깊은 행복을 느낄 수 있다**

몰입하는 순간, 우리는 깊은 행복을 느낄 수 있습니다. 그러므로 반복하는 일상에서, 스스로 정한 목표에 자주 몰입해야 합니다.

여행처럼 특별한 순간을 찾는 몰입보다는 일상에서 시도

해야 그 빈도가 늘어나는 까닭입니다.

우리는 목표가 있을 때 그 일에 의미를 부여하고 몰입할 수 있습니다. 예를 들어, 무척 재미있는 영화를 볼 때보다도, 나의 면접 결과를 확인할 때 더 몰입하게 됩니다. 이는 자신에게 취업하고자 하는 '목표'가 있어서 그러합니다.

평소에는 무심코 바라보던 축구 경기인데도, 그 승패에 따르는 내기를 한다면 세상에서 가장 몰입할 수 있습니다. 돈을 벌고자 하는 목적이 있어서 그렇습니다.

마찬가지로 어떤 일이든 목표를 부여하면, 그에 따르는 의미가 생기게 마련입니다. 임의로 설정한 목표일지라도, 설정하는 순간부터 일에 접근하는 태도가 달라집니다. 목표에 가까워지면 즐겁지만, 멀어지면 부정적인 감정을 얻습니다. 인간은 목적 지향성을 가지고 살아가는 동물인 까닭입니다. 따라서 목표 의식을 가지고 성취하고자 하는 노력이 따르면, 그 일에 대한 흥미와 만족 역시 높아집니다.

목표를 설정했다면, 그와 관련된 과제를 설정해야 합니다. 그리고 과제를 달성하려고 노력하는 과정에서 우리 뇌는 몰입하게 됩니다. 주의할 사항은, 설정한 과제의 난이도입니다. 너무 쉬우면 뇌는 금세 지루함을 느끼고, 몹시 어려우면 지레 포기해 버릴 수도 있기 때문입니다. 자기 능력과 상황에 맞춤하도록 난이도가 적절한 과제를 설정하는 것이 중요합니다.

몰입은 적절한 난이도의 과제를 해결하고자, 자신의 모든 능력을 거기에 쏟아붓는 과정입니다. 여러 가지 조건들이 동일하다면, 몰입하는 삶은 수동적으로 끌려가는 삶보다 훨씬 더 큰 만족과 성취감을 얻을 수 있습니다.

멀티태스킹은 독,
한 가지 일에 집중해 보세요

앞에서 말씀드렸듯이 행복을 위해서는 하나의 목표에 몰입해야 합니다. 우리는 한 가지에 깊이 빠져들었을 때 행복을 느끼며 성과는 극대화됩니다.

몰입하기 위해서는 어떻게 해야 할까요?

중요한 것은 한 번에 한 가지 일에만 집중해야 한다는 것입니다. 여러 가지 일을 동시에 처리하면 집중력이 분산되어 몰입할 수 없습니다.

우리 사회는 멀티태스킹에 대한 환상을 가지고 있습니다. 사회가 발전하면서 여러 종류의 일들이 많아졌습니다. 그렇게, 동시에 여러 가지 일을 처리되는 경우가 적지 않습니다. 여러 가지를 한꺼번에 처리하면 마치 일을 열심히 한 듯한 착각에 빠지기도 합니다. 특히 휴대전화가 탄생하면서 더욱 그렇게 되었습니다.

언제 어디서든 휴대전화 하나로 모든 것을 할 수 있게 되었거든요. 휴대전화로 메일을 보며 작업하다가 카카오톡으로 답장합니다. 그리고 유튜브를 보다가 인스타그램을 확인합니다. 그러다가 전화도 하고요.

이렇게 여러 일을 동시에 처리하면서 우리는 멀티태스킹을 하고 있다고 생각합니다.

그러나 이것은 착각일 뿐입니다. 한 작업에서 다른 작업으로 전환할 때, 뇌는 얼마간 쾌감을 얻습니다. 뇌는 지루하게 계속되는 일을 싫어하므로, 오래 집중하기보다는 다른 일로 전환하고 싶어 합니다.

작업을 전환하면 몸에서 도파민이 조금 분비되어 기분이 좋아집니다. 그래서 우리는 휴대전화로 한 가지에 집중하기보다는 산만하게 여러 일을 동시에 계속하는 것입니다. 그러나 이런 작업 전환의 쾌감은 일시적일 뿐, 지속해서 만족감을 주지는 않습니다.

중요한 일에 몰입할 때
비로소 행복

뇌는 작업 전환 과정에서 용량을 많이 쓰므로, 금세 피로해진다는 특성이 있습니다. 예를 들어, 보고서와 메일을 동시에 보내야 하는 일이 있다고 가정해 봅시다. 두 작업에 각각 1시간이 걸린다면, 두 작업을 차례대로 해서 2시간이면 끝낼 수 있습니다. 그런데 보고서 10분 쓰다가 메일 10분 보내는 식으로 번갈아 일하면 어떻게 될까요? 2시간을 훌쩍 넘기기 십상이며 결과물의 수준도 떨어지게 마련입니다. 또한 정신적으로 피로해져서 다른 일을 더이상 하기가 어려워질 수밖에 없습니다.

이처럼 여러 가지 일을 번갈아서 하고 나서 상당한 피로를 느낀 적이 없으셨나요? 실제로 한 작업에서 다른 작업으로 전환한 뒤, 그 작업에 집중하는 데 10분 이상의 시간이 소요된다고 합니다. 결국 작업 전환에 따라 공연히 10분을 낭비하는 셈입니다. 작업을 전환하더라도 이내 집중할 수 있다고 말하는 사람도 있습니다. 그러나 그 느낌은 착각입니다. 작업 전환을 거듭할수록 두뇌 용량이 줄어들어 금세 피로해지면서도, 실제로 일은 뜻대로 처리하지 못하게 마련입니다.

저도 과거에 멀티태스킹을 선호했던 경험이 있습니다. 업무할 때 여러 가지 일을 동시에 하면, 정말 열심히 했다는 기분이 들곤 했습니다. 그러나 실제로는 일이 제대로 진행되지 않은 경우가 많았습니다. 빨리 피로해졌을 뿐 아니라, 업무에 제대로 집중할 수도 없게 되었습니다.

멀티태스킹에 대한 환상에만 젖어, 일의 효율은 신경 쓰지 않고서 열심히 했다는 기분만 냈던 겁니다. 그 환상에서 깨어난 이후로 중요한 과제를 할 때면 핸드폰 메시지를 보거나 SNS를 하는 등의 다른 일은 일절 하지 않고 한 가지 일에만 집중하려고 노력했습니다. 다행스럽게도 그로부터 중요한 일들에 대한 성과가 나기 시작했습니다.

잡다한 다른 일들에는 잠시 신경을 끄고, 중요한 하나의 일에만 몰입해 보세요. 오늘 해야 할 일이 여러 가지라면, 우선순위를 매기고서 중요한 일부터 먼저 처리하되 첫 번째 일을 마무리할 때까지는 두 번째 일에 대해서는 생각도, 쳐다도 보지 마세요. 번갈아 가며 하다 보면 정작 한 가지 일도 제대로 매듭지을 수 없습니다. 하나에 몰입하는 사람이 결국에는 성과를 낼 수 있습니다. 그리고 그 과정에서 만족을 느낍니다.

물론 현실적으로 몰입하기 어려운 환경에 처한 탓에, 몰입 경험이 없는 분들도 있습니다. 그런 분들을 위해, 몰입도를 높일 수 있는 몇 가지 팁을 알려드리겠습니다.

- 잠에서 깬 직후에는 휴대전화를 들여다보지 않습니다. 아침은 집중할 수 있는 가장 좋은 시간인 까닭입니다. 아침부터 휴대전화를 보다 보면, 본래 해야 할 일이 무엇이었는지조차 잊어버리기 십상입니다.
- 몰입하여 일할 때는 휴대전화 알람을 끄고 손에 닿지 않는 곳에 놓습니다.
- 이메일 답장은 시간을 정해서 하루에 한 번만 처리합니다. 메일이 올 때마다 일일이 확인하지 않습니다.
- 중요한 일을 하고 있을 때는 전화가 오더라도 받지 않습니다. 나중에 확인하고 전화를 걸면 됩니다.
- 작업시간을 25분 단위로 맞춥니다. 25분은, 뇌가 한 가지 일에 효율적으로 집중할 수 있는 시간입니다. 시계로 시간을 재면서 25분 동안은 그 일에만 집중해 봅니다.

- 그러다가도 문득 산만해지고 피로해질 수 있습니다. 그럴 때는 마음챙김 명상, 산책, 가벼운 운동을 해 봅니다.
- 집중하기 좋은 공간으로 갑니다. 집에서 일이 안 되면 카페로 갑니다. 환경에 따라서 우리의 집중력은 달라집니다.
- 오전은 집중이 잘되는 시간입니다. 중요한 일들은 오전에 몰입하고 오후에는 남은 일들을 처리합니다.

요즘 세상은 온갖 방법을 동원하여 우리의 주의력을 뺏으려고 합니다. 휴대전화에서는 다양한 알림을 통해서 주의를 흐려 놓는 경우가 적지 않습니다. 인터넷에서 볼 수 있는 자극적인 뉴스들도 마찬가지입니다. 인터넷 사이트는 조회수가 많을수록 사용자를 통해 돈을 벌 수 있습니다. 그래서 다양한 기술을 활용하여 우리로 하여금 링크를 클릭하게 만들어 오랜 시간 머무르게 합니다.

SNS의 알림을 무심코 클릭했다가 정신을 차려 보면, 어느새 몇 시간을 체류해 있는 경우도 많습니다. 그건 사용자의 잘못이 아닙니다. SNS 개발자들이 온 힘을 기울여서 정신을 분산시키고 SNS에 오랫동안 체류하도록 설계한 것입니다.

이런 설계에서 벗어나기 위해서 우리는 환경을 새롭게 설정해야 합니다. 각종 알람과 메시지에 현혹되어 시간을 뺏기면, 그만큼 행복해지기 어렵습니다. 우리는 중요한 일에 몰입할 때 진정 행복해집니다. 좋은 사람들과 건전한 관계를 맺을 때도 행복합니다.

삶의 시선을 분산시키는 요소들을 줄이고, 정말로 자신이 중요하게 생각하는 것들로 주변을 구성해 보세요. 사랑하는 가족, 진정한 친구, 빠져드는 취미 등, 집중할 것에만 몰입해 봅시다.

일하는 것이 수명을 늘리는 최고의 보약입니다

어느 순간 갑자기 늙음에 대해 진지하게 생각해 본 적이 있으신가요? 저는 주변 누군가가 은퇴할 때면 그랬습니다. 그전까지 나이 들었다는 생각을 더러 하긴 했지만, 특별히

'늙었다'라는 생각은 하지 않았습니다. 그러나 정년을 맞아 일에서 은퇴하고 집에 있게 되자 조금 달라졌습니다.

'이제는 정말 나이가 들었다'라고 생각하는 빈도가 늘었습니다. 물론 머리카락이 하얘지기도 했고 얼굴에 주름이 늘기도 했습니다. 그런 것들보다 더 크게 다가온 것은 열정적인 에너지가 줄어든 듯한 겁니다. 왠지 모르게 힘이 빠지고 의욕이 사라지는 느낌이 들었습니다.

근육은 쓰면 쓸수록 발달하여 더 센 힘을 줄 수 있습니다. 두뇌 활동도 마찬가지입니다. 머리를 쓰고 집중할수록 더 깊이 생각할 수 있습니다. 결국 우리는 몸을 쓸수록 더 활발하게 움직일 수 있고, 머리 역시 쓰면 쓸수록 더 깊이 사고할 수 있는 것입니다.

책상에서 서류작업만 하더라도 우리는 신체와 머리를 생각보다 많이 씁니다. 사무실에 출근하여, 의자에 앉아 자판을 두드리는 작업만 해도 근육을 제법 많이 사용합니다. 쉬운 작업일지라도 주어진 시간 안에 마무리하려면 어느 정도는 고민하면서 해야 합니다. 주변 동료들과 의사소통을 원활하게 하면서 일도 효율적으로 처리해야 합니다. 이와 같은 일련의 과정이 몸과 머리를 젊게 유지시켜 줍니다.

그러나 현역 업무에서 은퇴한다면 어떨까요? 특히 남자

나 바깥일을 주로 했던 사람은 일상생활에 이내 적응하기 어렵습니다. 여자 전업주부는 집안일이 본인의 일이므로 은퇴가 따로 없습니다. 집안일은 없어지지 않으므로 끊임없이 해야 합니다. 빨래, 설거지, 요리, 청소하는 과정에서 근육을 계속 사용합니다. 이 일이 귀찮을 수도 있지만, 몸을 젊게 유지해 주는 운동이 됩니다.

그러나 남자는 일반적으로 집안일보다는 바깥일을 많이 합니다. 갑작스레 은퇴하면 많이 생긴 시간을 적절하게 활용하기가 쉽지 않은 게 현실입니다. 집안일이라도 하면 좋으련만 평소에 참여도가 낮았던 사람이라면 집에 누워 TV만 보게 됩니다. 의욕도 금세 떨어지고 차분히 생각할 기회 역시 줄어듭니다. 그러면 행복할 수 있을까요? 별다른 일이 없어 편안한 하루하루에 얼마간은 만족할 수도 있겠지만, 꾸준하게 지속된다면 의욕을 떨어뜨리고 무기력하게 만듭니다.

'은퇴해도 밖에 자주 나가면 되지'라고 생각할 수도 있습니다. 그러나 은퇴하고 보면 집을 나서는 것 자체가 '새로운 일'이 됩니다. 현역일 때는 날마다 출근하여 일하는 생활이 일상이었습니다. 그러나 집에서는 억지로 일을 만들어서 나가야 합니다. 이 과정에서 습관을 잘 들이지 못하면, 아무래도 나가는 횟수가 많지 않으므로 좀처럼 움직이지 않게 됩니다.

꾸준히 일을 찾는 것은
젊게 살 수 있는 원동력

일이란 하다 보면, 상당히 귀찮을 때도 있으며 스트레스를 받기도 합니다. 그래서 은퇴 후에는 편히 누워 쉬는 삶을 꿈꿀지도 모릅니다. 그러나 쉬기만 하는 삶은 사람을 금세 늙게 만듭니다. 몸과 머리는 사용하지 않을수록 빠르게 노화합니다. 두뇌는 활동을 멈추는 순간 그 역할을 잃어버립니다.

실제로 우리나라 전북 순창은 고령자 비율이 매우 높은 장수 마을로 유명합니다. 순창은 노인 일자리와 관련해 전국 최우수 군(郡)으로 평가될 정도로 노인 일자리 정책이 우수한데, 그것도 장수의 이유 중 하나로 꼽힙니다.

쓰레기 분리수거, 꽃길 조성, 하천 주변 청소 등 순창군이 추진하는 노인 일자리 사업은 매우 잘 갖춰져 있습니다. 노인 일자리 마련이, 그들에게 줄 수 있는 최고의 복지인 것입니다.

결론은 간단합니다. 할 수만 있다면, 나이가 들어도 꾸준히 현역으로 일해야 합니다. 단순히 돈을 벌기 위해서가 아닙니다. 자신의 건강과 행복을 위해 일은 해야 합니다. 나이가 들어도 활동량을 유지하는 가장 좋은 방법은 일하는 것입니다.

정년을 맞으면 어쩔 수 없이 은퇴해야 합니다. 그렇지만 고령자를 위한 다른 일들은 할 수 있습니다. 다만 이때는 돈만을 추구하던 일에서 벗어날 필요가 있습니다. 이제는 과도한 업무에 따라 스트레스를 받으며 일하기보다는, 사회에 도움을 주는 가치 있는 일로 눈길을 돌리면 좋습니다. 자신이 쌓아온 경험과 능력을 살려, 주변에 도움의 손길을 건넬 수도 있습니다. 아르바이트나 계약직 같은 형태로도 꾸준하게 일할 수 있습니다.

아파트 반상회 리더나 등산 모임에서 총무 등의 역할을 맡는 것도 좋습니다. 믿음이 있다면, 종교 활동에 나서도 유익합니다. 자원봉사에 손을 보탤 수도 있습니다.

사람은 도움을 받을 때보다 도움을 줄 때 더 큰 행복을 느낍니다. 자신이 가치 있다고 생각하는 일을 찾아서 꾸준히 해 봅시다. 이것이 자존감을 유지하며 평생 젊게 살 수 있는 원동력이 됩니다.

타고난 모티베이터 조서환 회장

내가 만난, 존경스러운 분이 있습니다. 바로, 타고난 모티베이터(동기를 부여하는 사람) 조서환 회장입니다. 여러분은 2080 치약을 아시나요? "20세의 건강한 치아를 80세까지!"라는 마케팅을 토대로 전국 치약 시장 1위를 장악한 바 있습니다.

조서환 회장은 2080 치약을 비롯해 KT Show 등 수많은 히트작을 일구어낸 한국 마케팅의 전설입니다.

조서환 회장은 군대에서 수류탄 사고로 오른손을 잃었습니다. 그런데도 절망하지 않고 양손이 있는 사람도 하기 어려울 정도의 일들을 이루었습니다. "오른손을 잃었지만, 입과 귀가 살아 있기 때문에 왼손으로라도 펜을 잡으면 된다"라고 말해서 애경그룹 면접에 통과했다고 합니다. 취미가 골프인데 한 손으로도 정말 잘 치십니다.

그분의 유튜브를 보고, 만났으면 싶다는 연락을 드렸습니다. 조서환 회장님은 저에게 책을 써 보라고 하셨고, 지금 제가 이 책을 쓰는 계기가 되었습니다.

'에이, 나 같은 게 무슨 책을 써?'

이런 생각을 하는 저에게, 조서환 회장님은 "누구나 다 할 수 있다. 나도 하지 않았느냐?"라며 끊임없이 동기를 유발하셨습니다. 그리고 회장님은 이미 은퇴할 나이를 넘겨 60대 중후반이었지만, 머리가 여전히 칠흑같이 까만 까닭에 전혀 그 나이로 보이지 않았습니다.

행동과 말씀에서도 열정이 솟아났습니다. 여전히 후배를 양성하며, 어느 누구보다 더 활발하게 현역으로 활동하고 계셨습니다. 많은 것을 배웠던 소중한 만남에 다시 한번 감사드립니다.

유튜브가 아니었다면 이런 분들은 만날 수 없었을 것입니다. 처음부터 본격적으로 유튜브를 시작한 건 아닌데도, 유튜브는 저에게 수많은 기회를 가져다주었습니다. 그 덕분에 시야도 제법 넓어졌습니다.

유튜브를 통해 새로운 세상을 만나며, 부족하나마 제가 알고 있는 건강 지식을 담은 책을 써야겠다는 결심을 굳혔습니다. 그러면서 여기에 몰두하여 탐색하다 보니까, 뜻밖에도 건강과 관련하여 전문적인 조언을 구할 곳도 적지 않았습니다. 그분들과의 교류를 통해서, 충분히 최고의 책을 쓸 수 있겠다는 확신이 섰습니다.

3장

하루에 한 가지씩 건강 습관 만들기

아침에 5초만 소리 내어 웃어 보세요

행복한 삶을 위해서는 긍정적 감정들에 집중하는 노력이 필요합니다. 이를 실천하려면 어떻게 해야 할까요? 생활 속에서 가장 쉽고 편안한 방법은 자주 웃는 것입니다. 행복은 웃음의 빈도에 따라 결정된다는 말이 있습니다. 웃음이 바로 행복으로 가는 지름길입니다.

어릴 때는 필자도 날마다 해맑게 웃던 아이였습니다. 웃는 횟수도 많았고 크게 웃었습니다. 배꼽 빠지게 웃느라 눈물이 난 적도 많았습니다. 그러나 크면서 웃음이 점점 잦아들었습니다. 취직하고부터는 특히 그랬습니다. 웃을 일이 갈수록 줄어들어서 그런 걸까요? 실제로 어린이들은 하루에 300번 웃는 데 비해, 성인은 10회도 웃지 않는다고 합니다. 한번 곰곰이 생각해 보세요.

'여러분은 최근에 크게 웃었던 적이 언제였나요?'

금세 떠오르지 않는다면, 지금부터라도 웃는 습관을 들일 필요가 있습니다. 웃을 일이 없어도 억지로라도 웃으면, 웃을 일이 차차 많아지거든요.

미국에서 한 연구를 진행했습니다. 아무 일도 없지만, 볼펜을 입에 물고 억지로 웃는 표정을 지어 보였습니다. 그 랬더니 실제로 스트레스 호르몬이 줄어들고 행복 호르몬이 늘어나는 효과가 나타났다고 합니다.

왜 그런 걸까요?

바로 감정은 행동으로부터 비롯하는 까닭입니다. 우리 는 흔히 기쁠 때 웃는 얼굴을 하고 슬플 때 우울한 표정을 짓습니다. 그런데 먼저 웃는 표정을 짓는다면 어떻게 될까 요? 그러면, 우리의 뇌는 좋은 일이 일어났다고 생각합니 다. 그리고 주변에서 웃는 행동에 걸맞은 이유를 찾습니다. 그러므로 "웃으면 복이 와요!"는 당연하게 일리 있는 말인 셈입니다.

실제로 웃음은 건강과 장수에도 효과가 있습니다. 병원 에서는 웃음을 암 치료에 활용하기도 합니다. 신나게 웃는 것만으로도 우리의 스트레스는 줄어들고 운동 효과까지 생 깁니다.

18년간 웃음 효과를 연구한 미국의 리버트 박사는 평소 잘 웃는 사람들의 혈액을 분석했습니다. 그랬더니 그들의 핏속에 암을 일으키는 종양세포를 공격하는 킬러세포가 많 이 있음을 발견했습니다. 또한 코미디 프로그램을 보는 사람들은 백혈구 등의 면역 세포가 많아지고 스트레스 호르몬인 코르티솔이 줄어든다고 합니다.

소리 내어 웃는 것만으로
행복 호르몬이 늘어나는 효과

영국의 심리학자 로버트 박사는 "1분 웃으면 10분 운동한 것과 같다"라고 주장했습니다. 크게 웃으면 얼굴과 목 주변 근육이 자극받아 횡격막과 복부 근육이 움직이는 까닭입니다. 미국의 한 병원에서 펴낸 건강 안내서에는 "15초 동안 크게 소리 내어 웃는 것만으로 수명이 이틀 연장된다"라고 씌어 있습니다.

결론은 웃으면 건강하게 오래 살 수 있다는 것입니다. 그러므로 책을 읽는 바로 이 순간에, 5초 동안 소리 내어 웃어 보세요. 웃을 때는 육성으로 웃는 것이 더 좋습니다. 아래의 문장을 큰 소리로 따라 읽어 보세요!

"하하하^^ 하하하^^ 하하하^^ 하하하^^!"

신기하게도 금세 기분이 좋아지는데, 덩달아 좋은 일도 생길 거랍니다.

날마다 체중계 위로 올라가 보세요

굳이 돈과 시간을 들여서 건강검진을 하지 않아도, 우리가 쉽게 확인할 수 있는 건강지표가 있습니다. 바로 몸무게입니다. 키와 몸무게만 확인해도 그 사람의 건강 상태가 어느 수준인지 대략 판단할 수 있습니다. 몸무게가 많이 나가면 고혈압, 당뇨 등 성인병 위험이 커집니다. 그뿐만 아니라 몸이 둔해지고 더 게을러지는 것을 스스로 체감할 수 있습니다.

그러므로 몸무게 관리가 건강의 첫 번째 핵심입니다.

말하기는 쉽지만, 몸무게 관리가 그리 간단하지는 않습니다. 다이어트나 운동을 조금 하다가도 금방 포기해 버리게 마련입니다.

만약 하루에 5초만 투자해서 몸무게를 쉽게 관리할 수 있다면 어떨까요?

하루 5초, 간단한 습관 하나만 들여도 몸무게를 원래보다 더 잘 관리할 수 있습니다. 그것은 바로 날마다 체중계에 올라가는 것입니다.

건강한 습관을 위해
일정한 시간에 몸무게 재기

'에이~, 날마다 체중계에 올라간다고 달라지는 게 뭐가 있겠어?'라고 생각하실 수도 있습니다. 그러나 날마다 체중을 확인하는 것은 생각보다 큰 효과가 있습니다. 굳이 다이어트를 하지 않아도, 체중계에 자주 올라가면 자신도 모르게 몸무게에 신경을 쓰게 됩니다. 체중계에 올라갈 때마다, 하루 생활이 건강에 어떤 영향을 미치는지 떠올리는 까닭입니다. 체중계는 참으로 정직합니다. 과식하면 그만큼 몸무게가 올라가고, 소식하며 운동하면 그만큼 내려갑니다.

전날 많이 먹었다고 해서 체중계에 올라가는 것을 피할 필요도 없습니다. 그냥 체중계에 올라가서 본인의 몸무게를 관찰하기만 하면 됩니다. 체중이 많이 올랐으면 오른 대로, 줄었으면 준 대로 오늘의 식단을 결정하면 됩니다.

아침마다 일정한 시간에 몸무게 재기를 권합니다. 체중계에 자주 오르다 보면 자신이 건강한 습관을 지킬 때의 적절한 몸무게를 알 수 있습니다. 그리고 그 몸무게를 유지하기 위해 무의식적으로 노력하게 됩니다. 몸무게가 조금 늘수는 있지만, 일정 수준 이상 올라가면 먹는 것을 조절하게 됩니다.

이렇게 날마다 살펴 나가면, 자연스럽게 건강관리가 이루어집니다. 체중은 건강 상태를 가장 쉽게 점검할 수 있는 중요한 지표입니다. 시간이 오래 걸리는 것도 아니고 따로 비용이 들지도 않습니다. 체중계와 마주칠 때마다 올라가는 습관을 들입시다. 자주 오르기만 해도, 건강을 관리하고 체중에 신경을 쓰는 자신을 발견하게 될 겁니다.

아마 대부분 집에 체중계가 있을 겁니다. 하지만 그다지 자주 올라가지 않기 십상입니다. 하루하루 늘어만 가는 살이 두려워서 올라가지 않는다는 사람도 있습니다. 그래도 건강을 유지하기 위해 날마다 몸무게를 잽시다. 그 전날 많이 먹었더라도 겁내지 말고 우선 올라가 보는 겁니다.

체중계는 디지털식으로, 소수점 아래까지 나오는 제품이 좋습니다.

요즘에는 휴대전화와 연동하는 기능도 하므로, 몸무게 증감 상황을 기록으로 남겨 두는 것이 좋습니다. 체중계 위치는 눈에 잘 띄는 곳, 화장실이나 안방에 두면 좋습니다. 그래야 옷을 갈아입거나 씻기 전에 자연스럽게 몸무게를 잴 수 있습니다. 자신이 건강관리를 어떻게 하는지는 체중만 자주 재 봐도 금방 알 수 있습니다. 그렇게 점검하다 보면, 건강한 습관을 들이기 위해 저절로 노력할 수밖에 없습니다. 모의시험을 자주 치르다 보면 저절로 공부를 더 열심히 하게 되는 것처럼 말이죠.

'재는 것만으로도 다이어트'라는 말이 있습니다. 날마다 몸무게를 재면, 약간의 변화만 보여도 조절하려는 마음이 생깁니다. 무심코 지나치는 동안에 몸무게가 크게 느는 것을 미리미리 막을 수 있습니다.

휴대전화를 잘못 사용하면 불행해집니다

모토로라가 세계 최초로 상업용 승인을 받은 휴대전화 역사는 어느새 40년을 넘었습니다. 그로 말미암아 오늘날 우리 생활은 여러모로 편리해졌습니다. 손바닥만 한 기계 하나로, 의·식·주를 모두 해결할 수도 있습니다.

마침내 휴대전화는 우리 삶에 없어선 안 되는 기기가 되었습니다. 심지어 거지들도 휴대전화를 활용해 구걸할 정도라고 합니다. 휴대전화 없는 삶은 단 하루도 상상할 수 없을 정도입니다.

하지만 한번 생각해 보세요. 휴대전화가 발명되기 전의 삶과 휴대전화와 함께하는 지금의 삶, 언제가 더 행복하다고 느끼시나요? 지금이 더 행복하다고 단정할 수 있을까요? 저는 그렇지 않다고 생각합니다.

물론 생활이 더 편리해진 것은 사실입니다. 이제 우리는 화장실에서 볼일 보면서도 최신 소식을 접할 수 있습니다. SNS는 물론 재미있는 게임도 할 수 있습니다. 음식을 배달시키고 쇼핑에 나서지 않고도 하루 만에 상품을 배송받을 수 있습니다. 이 모든 게, 시간과 장소에 구애받지 않고 가능합니다.

하지만 그와 함께 우리에게는 정신적으로 쉴 시간이 많이 줄어들었다는 생각을 지울 수 없습니다. 예전에는 길을 걷다 궁금하거나 모르는 게 생겨도 바로 찾아볼 수가 없었습니다. 그저 기억해 놓았다, 나중에 확인하거나 조사해 봐야만 했습니다.

누군가의 소식이 궁금해도 바로 알기는 어려웠습니다. SNS가 발전하지를 않았으므로, 지금처럼 카카오톡을 열고 시시때때로 연락을 주고받을 수 없었습니다. 그래서인지 그때를 돌이켜 보면, 느긋하고 차분하게 생각하며 행동하는 시간이 많았던 듯합니다.

무언가에 급히 쫓기지 않고, 한가한 시간을 만들어 가끔 책을 보며 여유를 부릴 수 있었습니다. 잘 시간이 되면 자연스럽게 졸렸고 자면 되었습니다.

휴대전화는 최고의 도구
정신적으로 쉴 시간이 없다

지금은 어떤가요? 길을 가면서도 핸드폰 게임을 할 수 있습니다. SNS나 유튜브에서는 늘 자극적인 내용이 나옵니다. 유튜브, 인스타그램에 나오는 짧은 콘텐츠를 보다 보면, 순식간에 몇 시간이 훌쩍 지나가 버리기 일쑤입니다. 그렇게 시간을 많이 들이는데도 남는 것은 그다지 없습니다. 반면에 책이나 영화처럼 긴 콘텐츠에는 갈수록 집중하기 어려워합니다.

날마다 쉬지 않고 무언가를 바쁘게 하는데도, 막상 돌아보면 "오늘 뭐 했지?" 하는 날이 늘어납니다.

그리고 끊임없이, 타인과 자신을 비교하게 됩니다. SNS에서는 다른 사람들이 가장 자랑하고 싶은 순간을 언제 어디서든 만날 수 있습니다. 세상에서 예쁘고 돈 많은 사람만

모아서 보여줍니다. SNS에 접속하는 순간, 자신이 어떤 사람이든 스스로를 변변찮은 것처럼 느끼게 만들기 일쑤입니다. '다른 사람들이 자랑하고 싶은 순간'과 '나의 현재'가 엄청나게 동떨어져 있다고 생각하게 하기 때문입니다.

이렇게 휴대전화는 우리의 생활을 편리하게는 이끌었지만, 행복하게 만들어 주지는 못한 듯합니다. 2011년에는 세계에서 가장 행복한 나라로 손꼽혔던 부탄이, 최근 조사에서는 95위로 추락했다고 합니다. 도시화와 SNS의 보급으로 국민들이 자국의 빈곤을 알게 되고 다른 나라와 비교하면서부터 행복도가 곤두박질한 것입니다.

그렇다고 생활의 일부가 된 휴대전화를 이제 와서 버릴 수는 없는 노릇입니다. 휴대전화의 장점은 살리면서, 자신을 불행하게 하는 휴대전화 사용은 줄여야 합니다. 자신을 불행하게 하는 휴대전화 사용은 다음과 같습니다.

- 특별히 할 일이 없는데도 5분에 한 번씩 휴대전화를 들여다보는 것
- 과도한 SNS 접속
- 일어나자마자 휴대전화 검색
- 자기 전, 침대에 누워서 휴대전화 하기

- 휴대전화 보면서 식사하기
- 걸으면서 휴대전화 보기

이러한 휴대전화의 부정적인 효과를 줄이기 위해 사용할 수 있는 방법은 다음과 같습니다.

- 중요한 알람을 제외하고, 잡다한 모든 알람 끄기
- 식사·취침 시간에는 휴대전화 보지 않기
- 집중이 필요할 때는 휴대전화 알람 끄기
- 사람들과 대화할 때는 휴대전화를 보지 않고 이야기에 집중하기
- 휴대전화 중독 방지 앱 활용하기
- 가끔은 휴대전화를 집에 두고 산책하기
- 걸을 때는 휴대전화를 보지 않고, 걷는 데만 집중하기

휴대전화는 최고의 도구이면서도 잘못 사용하면 불행하게 만듭니다. 자신을 불행하게 하는 휴대전화 활용을 줄이고 장점을 활용해야 합니다. 물론 쉬운 일은 아닙니다. 각종 휴대전화 알람과 유혹 사이에서 자제력을 발휘하기가 어려울 수도 있습니다. 그래도 조금씩 좋은 방향으로 변할

수 있게 의식적으로 노력하는 것이 중요합니다.

누구나 쉽게 할 수 있는 마음챙김

그동안 만났던 다양한 사람들 가운데, 남달리 행복해 보이는 분들에게는 공통점이 있었습니다. 바로 '지금, 이곳에 집중한다'라는 것이었습니다. 불확실한 미래에 대해 걱정하거나, 지나가 버린 과거를 후회하거나 하지 않습니다.

세계에서 발생하는 안 좋은 뉴스를 보면서 신경 쓰지도 않았습니다. SNS를 보면서 주변 사람들과 비교하지도 않았습니다. 이렇듯 일상에서 지금 여기에 집중하면 스트레스를 줄일 수 있습니다. 불필요한 걱정을 하지 않아도 되고 중요한 일들에 집중할 수 있게 합니다.

많은 사람이 인생의 대부분을 '지금'에 집중하지 않고 보냅니다. 하버드대학교에서 발표한 연구에 따르면, "깨어 있는 시간의 거의 절반을 당면한 삶에 주의를 기울이지 못하고 다른 일에 신경이 팔려 산만하게 살아간다"라고 합니다.

나에게 집중할 방법은
심호흡하면서 차분한 명상

종종 그런 날이 있습니다. 내내 바빴고 스트레스를 받으며 정신없는 하루를 보냈는데도, 곰곰이 되짚어 보면 정작 뭘 했는지 기억이 하나도 안 나는 날 말입니다. 하루를 자신이 의도한 대로 보내지 못하고, 이곳저곳에 휩쓸린 느낌만 가득합니다.

특히나 휴대전화가 발명되고 사회가 고도로 발달하면서 우리는 언제 어디서든 다양한 소식을 접할 수 있게 되었습니다. 때문에, 점점 당면한 현재에 집중하기 어려워졌습니다. 한번 여러분들이 아침에 일어나서 하루 동안 했던 행동들을 떠올려 보세요. 세상의 다른 일들에 신경 쓰면서 지금에 집중하지 못한 시간이 생각보다 많을 겁니다.

아까운 인생을 허비하지 않고 나에게 집중할 방법이 있습니다. 현재, 이 순간에 주의를 기울이는 '마음챙김'입니다. 대표적으로 명상이 있습니다. 명상이라면 우리는 마치 부처님처럼 가부좌를 틀고 바르게 앉아 몇 시간이고 집중하며 참선하는 것을 떠올립니다. 굳이 그렇게까지 하지 않아도 충분히 명상할 수 있습니다. 일상에서 아주 잠시만 시간을 내면 됩니다.

명상을 처음 대하는 사람들이 공통으로 저지르는 실수가 있습니다. 제대로 해야 한다는 부담감에 지레 겁을 먹는 겁니다. 하지만 그렇지 않습니다. 오늘 하루, 잠깐이라도 집중할 수 있으면 명상으로 충분합니다. 산만한 주변에 휩쓸려서 머리에 여러 가지 생각과 감정이 복잡할 때, 눈을 감고 딱 10초만 심호흡하면서 '지금, 이곳'에 집중해 보세요. 마음이 편안해지고 머리가 맑아질 겁니다. 책을 읽는 지금 한 번, 딱 10초만 눈을 감고 심호흡하면서 차분히 명상을 시도해 보세요.

명상 외에도 생활 속에서 다른 방법으로 마음챙김을 실천할 수도 있습니다. 저도 자주 사용하는 마음챙김입니다. 요지는 바쁜 생활의 중간중간 뇌에 휴식을 주면서 당면한 현실에 대해서 느긋하게 생각할 수 있는 활동을 하는 것입니다.

대표적인 마음챙김 방법을 아래에 소개합니다.

◆산책합니다

가볍게 산책하는 것만으로도 일상의 마음챙김을 실행할 수 있습니다. 산책하면서 걷는 감각에만 집중해 보세요. 뒤꿈치가 땅에 닿고, 다시 발을 들어 올리는 움직임을 알아차

리면서 걸어봅니다. 그러면서 지금의 생각과 감정을 느껴
봅시다. 주의할 점이 있습니다. 산책할 때는 휴대전화를 보
지 않아야 합니다. 그래야 '지금'에 집중할 수 있습니다. 휴
대전화를 집에 두고 나가는 것도 좋은 방법입니다. 휴대전
화는 주머니에 있는 것만으로도 집중력이 분산되기 때문입
니다.

◆중간중간 스트레칭을 합니다

더 쉽게 할 수 있는 마음챙김 방법으로, 스트레칭이 있
습니다. 보통 스트레칭과 마음챙김 스트레칭은 마음으로
무엇을 하고 있는지가 다릅니다. 스트레칭을 하면서도 팔
과 다리 등 몸 움직임의 감각을 생생하게 느껴 보는 게 좋습
니다. 지금 읽고 계신 이 책을 잠시 내려놓고, 두 손을 깍지
껴서 머리 위로 10초만 스트레칭을 해 보세요. 그리고 떠오
르는 생각을 메모해 보세요.

◆일상적인 일을 하면서도 마음챙김을 시도합니다

청소하거나 버스를 기다리면서도 마음챙김을 시도할 수
있습니다. 걸레와 닿는 손의 감각을 느껴 본다거나, 버스를
기다리며 호흡에 집중하며 기분을 느끼는 겁니다. 일하면

서도 머릿속이 잡념으로 가득하다고 느낄 때, 그냥 그 순간의 감각에 집중해 보세요. 이것이 습관이 되면 산만했던 마음이 차분해집니다. 지금, 이곳에 집중할 수 있게 되며, 스트레스와 부정적인 감정에 견디는 힘이 생깁니다.

작은 습관부터 시작합니다

건강하게 오래 살기 위해서는 건강한 습관이 중요합니다. 고혈압, 당뇨 같은 성인병들을 흔히 생활습관병이라고 부르기도 합니다. 그만큼 습관 때문에 병이 생기기도 하고 낫기도 한다는 말입니다.

하루 10분이라도 걷는 사람은 며칠 걷는다고 해서 걷지 않는 사람보다 건강해지지는 않습니다. 그러나 10년 동안 꾸준히 걸었다면 결과는 어떨까요? 건강에 엄청난 차이가 생길 것입니다. 채소를 날마다 먹는 습관도 마찬가지입니다. 당장 채소를 좀 먹는다고 특별하게 건강해지지는 않습니다. 그러나 10년 동안 꾸준히 먹는다면 먹지 않은 사람에 비해 훨씬 건강해질 것입니다.

그렇게 생각하면, 지금부터라도 몸에 좋은 습관을 많이 만들어야 합니다. 일단 습관이 되면, 의지를 따로 할애하지 않더라도 몸에 좋은 행동을 할 수 있습니다. "50살까지는 사람이 습관이 만들고, 50살부터는 습관이 사람을 만든다"라는 속담도 있습니다. 이렇듯 좋은 습관은 길들이기만 하면, 우리 몸을 자동으로 튼튼하게 만들어 갑니다.

반대로 몸에 나쁜 습관이 있다면 교정이 필요합니다. 불규칙한 생활, 운동 부족, 흡연, 불균형한 식사, 부정적인 사고 등은 나쁜 습관입니다. 나쁜 습관이 있다면 올바르게 바꾸기 위한 노력이 필요합니다.

**소박한 목표가
습관을 만든다**

나쁜 습관을 줄이고 좋은 습관을 만들기 위해서는 어떻게 해야 할까요?

해답은 바로 '작은 습관부터 시작하기'입니다. 목표를 너무 크게 정해 놓으면, 정작 달성하지 못하는 경우가 많습니다. 정할 때는 의욕이 충만해서 높은 목표를 세우지만, 수

행할 때는 의욕이 줄어들어서 꾸준히 실행할 힘이 줄어들기 때문입니다. 그래서 의욕이 없을 때도 할 수 있는 아주 작은 습관부터 시작해야 합니다.

예를 들어, '꾸준히 운동하기'를 습관으로 만들고 싶다는 가정을 해 봅니다. 목표를 정할 때 저지르기 쉬운 실수는 '일주일에 5번 체육관에 가서 한 시간씩 운동하기'와 같이 무리한 목표를 세우는 겁니다. 그렇게 정하고 처음 며칠은 체육관에 갑니다. 그러나 시간이 갈수록 의지는 점점 줄어듭니다. 그러다가 어느 순간, 목표를 못 지키는 날이 생기게 됩니다. 그러면 목표를 지키지 못했다는 자괴감이 들며, 다시 체육관에 가서 운동하기가 부담스럽습니다. 그렇게 다시 원래 상태로 복귀하게 됩니다.

그러므로 처음 목표를 세울 때는 아주 낮춰 잡아야 합니다. 예를 들면, '하루에 팔굽혀펴기 1회 하기' 혹은 '하루 5분 걷기'를 목표로 하는 것입니다. 하루 팔굽혀펴기 1회는 언제 어디서든 할 수 있습니다. 깜박했더라도 자기 전에라도 하고 잘 수 있습니다. 이처럼 소박한 목표를 세우면 이루기 쉬워 습관으로 굳히기 쉽습니다.

'팔굽혀펴기 1회'가 목표라고 해도 대체로 1회만 하지는 않습니다. 보통은 팔굽혀펴기를 시작한 김에 몇 번씩 더 합니다. 행동을 시작하는 건 어려울지라도, 시작하는 순간 지속성이 생깁니다. 처음엔 한 번만 하려고 생각했다가도 의욕이 생겨서 10번씩 하기 십상입니다. 그래서 쉬운 습관을 먼저 들이면, 차츰 익숙하게 몸에 배게 마련입니다.

처음에는 '팔굽혀펴기 1회', '하루 5분 걷기'처럼 작은 목표로 시작해 보세요. 그 작은 목표가 습관이 되고 또 다른 습관을 만들다 보면, 몇 년 후에는 건강한 습관으로 가득한 하루를 보낼 수 있습니다. 그러면서 작은 목표를 달성하는 성취감을 가지세요. 그렇게 작더라도 의미 있는 성공을 많이 만들면 자신감이 생깁니다. 더욱 큰 목표에도 도전할 힘이 생깁니다. 시작부터 욕심을 낼 필요는 없습니다. 꾸준히 소박하게 시도하다 보면 어느새 훌쩍 건강해진 자신을 발견할 수 있을 겁니다.

아침마다 사과를 먹게 된 비법입니다

이런 생각을 하는 분들이 많을 듯합니다.

'채소나 과일이 몸에 좋은 것은 나도 알아. 그런데 손이 쉽게 가야 말이지.'

그렇습니다. 사실 우리는 몸에 좋은 음식과 나쁜 음식을 구분할 수 있습니다. 그러나 사람들은 알면서도 잘못된 선택을 곧잘 하곤 합니다. 살아오면서 자연스럽게 형성된 식습관 때문입니다.

몸에 좋은 것을 먹고, 나쁜 음식을 피하는 것은 습관을 들이는 데서부터 시작됩니다. 그러나 익숙해지는 건 쉽지 않은 일입니다. 누구나 한 번쯤은 좋은 음식을 먹고 나쁜 음식은 피하려고 시도해 보셨을 겁니다. 그러나 며칠 지나지 않아서 원래의 식습관으로 돌아가기에 십상일 겁니다. 습관을 긍정적으로 바꿀 수 있는 좋은 방법이 있을까요?

네, 있습니다.

바로 주변 환경을 바꾸는 것입니다. 대체로 우리는 습관을 바꾸기가 어렵다고 지레 생각합니다. 그것은 바로 자신의 의지만으로 가능하다고 여기기 때문입니다.

사람의 의지는 유한합니다. 그리고 의지력은 그날그날의 컨디션에 따라서 달라집니다. 그러나 우리는 의지력만으로 모든 일에 도전하려는 경향이 있습니다. 의지가 강하면 뭐든지 해결할 수 있다고 생각합니다. 의지력이 가장 클

때 일에 도전하며, 그 의지가 이어지기를 기대합니다. 그러나 하루만 지나도 그 의지가 사그라들 수 있습니다. 의지만으로 시도하는 일은 실패하기 쉽습니다.

그렇다면 좋은 습관을 만들기 위해서 무엇을 바꾸어야 할까요? 바로 '환경'을 바꾸면 됩니다.

여러 심리학 연구에 따르면, 인간은 환경의 노예라고 할 수 있을 정도로 그에 따른 영향을 많이 받습니다. 그러면서도 우리는 환경이 우리 습관에 미치는 영향을 간과합니다. 그리고 의지가 끼치는 영향을 과대평가합니다. 그러다 보면 기존에 우리가 기대했던 목표와 최종 결과가 달라질 수밖에 없습니다. 좋은 습관을 들이기 위해서는 첫 번째로 주변 환경을 바꿔야 합니다.

삶의 많은 부분에 적용하면
실제 행동에 변화가

1990년, 암스테르담의 청소부들은 남성 소변기 중앙에 파리 모양의 스티커를 붙였습니다.

그랬더니 소변을 보는 사람들은 그 스티커의 파리를 조준해서 소변을 보기 시작했습니다. 그래서 소변기 밖으로 소

변이 튀는 경우가 크게 줄어들었고 화장실 청소 비용을 8%
줄일 수 있었다고 합니다.

이처럼 간단하게 환경을 바꾸는 작업을 통해 우리의 행
동을 변화시키는 것을 '넛지(nudge)'라고 합니다. 넛지는 원
래 "옆구리를 슬쩍 찌른다"라는 뜻입니다. 강제하지 않고
상황을 조금 바꿔서 사람들의 선택을 올바른 방향으로 변
화시키는 것을 말합니다. 넛지는 우리들 삶의 많은 부분에
충분히 적용할 수 있습니다.

몸에 좋은 과일을 많이 먹고 싶으신가요? 눈에 잘 띄는
곳에 과일을 놓아두세요. 집에서 움직이다가 자연스럽게
과일을 집어 먹게 됩니다. 책을 보는 사람이 되고 싶으신가
요? 책꽂이를 거실 한가운데로 옮기고, 책을 손이 잘 닿는
곳에 놓아두세요. 방구석에 책을 두고 '나는 책을 많이 읽을
거야!'라고 결심만 하는 것으로 실제 행동을 변화시키기 어
렵습니다.

**환경을 바꿈으로써
좋은 습관이 익숙**

습관은 모두 어떤 신호에 말미암아 시작됩니다. 인간에

게 가장 중요한 감각은 시각입니다. 그래서 우리는 시각적인 자극을 통해 세상을 보고 우리가 해야 할 행동을 결정합니다. 길을 가다가 맛있는 아이스크림 가게를 보면 무의식적으로 들어가게 되는 것처럼 말입니다. 따라서 눈에 보이는 곳에 좋은 습관이 될 만한 신호들을 채우고 나쁜 습관이 될 신호들을 제거하는 것이 중요합니다. 그렇게 환경을 스스로 설계함으로써 행동을 바꿀 수 있습니다.

저에게도 그런 경험이 있습니다. 사과가 몸에 좋다는 말을 듣고 사과를 샀습니다. 그러나 냉장고 가장 아래 칸에 사과를 두니까 잘 보이지도 않았고 사과를 샀다는 사실조차 잊어버리곤 했습니다. 사과는 오래되어 말라버리는 경우가 많았습니다.

그래서 한번 환경을 바꿔보았습니다. 사과를 잘 씻고 주방 잘 보이는 곳에 바구니를 두고 그 위에 사과를 먹음직스럽게 담았습니다. 그러자 왔다 갔다 하며 사과를 몇 개씩 먹게 되었습니다. 사과를 잘 보이게 했을 뿐인데 사과 먹는 습관이 자연스레 생겼습니다.

이와 같이, 습관을 만들고 싶다면 그와 관련된 시각적인 신호를 자주 볼 수 있게 환경을 만들면 됩니다. 물을 많이 마시고 싶다면 집 안 곳곳에 컵을 두고 물을 가득 따라두는 식으로 말이죠.

환경이야말로 행동에 가장 큰 영향을 주는데도 우리는 좋은 환경을 디자인하려는 노력을 잘 하지 않습니다. 그저 주어진 환경에 맞춰서 살아갑니다. 하지만 지금부터 우리는 환경을 바꿈으로써 좋은 습관을 만들 수 있습니다. 환경에 이끌려가지 말고, 자신의 의지와 목표에 맞춰 능동적으로 디자인해 봅시다.

밥공기와 반찬 그릇은
작은 것을 사용합니다

중국 옛 속담에 '복팔분(腹八分)이면 무의(無醫)'라는 말이 있습니다. '배를 8할만 채우면 의사가 필요 없다'라는 뜻입니다. 장수로 유명한 일본 오키나와 지역에서도 '하라하치부(腹八分)'라는 말을 강조합니다. '배를 80%만 채우고 숟가락을 놓는다'라는 뜻입니다. 실제로 여러 사례와 연구에 따르면 '소식(小食)'은 장수에서 매우 중요한 요소입니다.

그러나 이 '소식'을 어떻게 실천하면 좋을지 어려운 분이 많을 듯합니다. 다이어트를 한 번이라도 해보셨다면 아시겠지만, 음식에 대한 욕망은 통제하기가 정말 어렵거든요. 소식해야겠다고 결심하더라도 몇 번 음식을 적게 먹다가, 결국에는 과거 습관으로 돌아가는 경우가 많습니다.

여기, 쉽게 식사량을 줄일 수 있는 아주 좋은 방법이 있습니다. 아주 간단하게, 먹는 만족감은 유지하면서도 음식은 적게 먹을 수 있습니다. 음식을 조금만 먹을 수 있도록 환경을 자연스럽게 바꾸는 방법입니다. 바로, 작고 무거운 접시를 사용하면 됩니다.

작고 무거운 접시를 사용하면 어떤 효과가 있을까요?

시각적인 착각 현상
정말 효과가 있다

우리는 음식을 입으로만 먹는다고 생각하기 쉽지만, 사실 음식을 먹을 때 우리는 오감을 전부 사용합니다. 미각뿐만 아니라 시각, 후각, 촉각으로도 음식을 먹습니다. 특히 음식량을 측정할 때는 시각적인 효과에 영향을 받습니다.

작고 무거운 접시에는 조금만 담아도 음식이 많아 보입

니다. 착시 현상과 마찬가지로 시각이 착각을 일으킬 수 있습니다. 그렇게, 똑같은 양이지만 작은 접시에 음식을 담아 먹으면 포만감을 더 가질 수 있습니다. 이 이야기를 놓고, 이렇게 반문하는 사람도 있을 겁니다.

"작은 접시를 사용해도 먹는 양은 똑같을 거야. 작은 접시에 담는다고 해도 여러 번 퍼먹으면 똑같을걸?"

그러나 연구 결과는 그렇지 않습니다. 사람은 생각보다 시각적인 차이에 영향을 많이 받습니다. 미국 코넬대 연구진은 캠핑장에서 크기가 다른 접시에 음식을 담아서 제공하는 실험을 했습니다. 이 실험에서, 큰 그릇을 사용한 사람은 작은 그릇을 사용한 사람보다 음식을 평균 16%나 많이 먹었다고 합니다. 그런데도 큰 그릇을 사용한 사람들은 작은 그릇을 사용한 사람보다 음식을 7% 적게 먹었다고 착각했다고 합니다. 큰 그릇에 음식을 담으면 동일한 양이더라도 적게 보이는 착시 현상 때문입니다.

배부르게 먹으면 우리는 배가 '포만감'을 가진다고 생각합니다. 그러나 포만감을 위(胃)에서는 느낄 수 없습니다. 위에는 감각 기관이 없으므로, 들어온 음식량의 많고 적음 여부를 판단할 수 없습니다. 포만감은 사실 뇌에서 느낍니다. 뇌가 음식을 충분히 먹었다고 감지하면 렙틴 호르몬을 분비합니다. 우리는 이 호르몬의 분비와 함께 배가 부르다는 포만감을 가지게 됩니다. 그래서 작은 그릇을 쓰는 간단한 방법만으로도 뇌를 착각하게 할 수 있습니다.

작게 담긴 음식에
집중하면 건강이…

심지어 큰 그릇에 담은 집단이 많이 먹었다는 통계가 있음에도, 그들은 자신들이 큰 그릇으로 인해 많이 먹은 게 아니라고 주장했습니다. 뇌가 명백하게 착시 효과를 겪었음에도, 착시 효과에 우리가 조종된다는 사실은 부정하고 싶어 합니다. 인간의 두뇌가 착시를 겪는다는 사실을 인정하고 싶지 않기 때문입니다.

옹기종기 놓인 작은 그릇들에는 매력이 있습니다. 작은 그릇에 요리가 담기면 풍성하고 다양해 보입니다. 눈이 즐거워지며, 조금씩 담긴 음식들에 집중할 수 있게 됩니다. 그러므로 그릇을 살 때, 작고 예쁜 그릇에도 눈길을 줘 보는 것은 어떨까요? 최소한 큰 대접에 음식을 가득 담아서 지나치게 배불리 먹는 일은 피해야 합니다.

배달 음식은 이렇게 드셔 보세요

요즘은 음식을 배달시키기 정말 편리해졌다는 생각이 듭니다. 휴대전화를 사용하면 한 발짝도 안 움직이고 진수성찬을 배달시켜 집에서 먹을 수 있습니다. 메뉴도 다양합니다. 치킨에서부터 중국 음식, 피자, 떡볶이, 초밥 등등…, 군침이 도는 모든 음식을 배달시켜서 먹을 수 있습니다.

그러나 건강 측면에서 보면, 지나치게 편해지는 것이 마냥 좋지만은 않습니다. 편리함을 좇으면 좇을수록 우리 몸은 불편해집니다. 배달 음식을 먹으면, 나가서 먹을 때에 비해서 운동량이 줄어듭니다. 식당까지 오가다 보면 자연스럽게 걷기 운동을 하고 경치도 구경할 수 있습니다. 그러나 배달 음식을 먹으면 움직일 필요가 없습니다. 그래서 먹은 후에도 소화가 안 되어 배 속이 더부룩해집니다.

식사 중 TV 시청 금지
보다 보면 과식하게 된다

배달 음식은 직접 조리해서 먹는 것보다 몸에 좋지 않습니다. 튀기거나 볶은 식품이 많은 탓에 포화지방이 지나칠 뿐 아니라, 맵고 짜므로 자극적이며 염분도 많기 때문입니다. 대부분 고기나 탄수화물이어서 신선한 채소나 과일은 덜 먹게 됩니다.

게다가 한 번만 배달시켜도 일회용 플라스틱 쓰레기가 잔뜩 생깁니다. 배달 음식 포장에 사용한 플라스틱에는 음식이 묻기 때문에 재활용하기도 어렵다고 합니다. 결국 본인의 편리함을 위해 환경까지 파괴하는 것입니다.

또한 1인분보다 많은 음식이 배달되기 때문에 평소보다 과식하게 됩니다. 비싼 배달비는 덤입니다. 결국 잠깐의 편리함을 위해 돈과 건강 등 많은 것을 포기하는 셈입니다. 물론 편리한 까닭에 배달을 완전히 배제하기는 어려운 게 현실입니다. 그래도 되도록 직접 조리하거나 식당에 가서 먹는 것이 건강과 환경에 도움이 됩니다.

그래도 배달을 꼭 시켜야 하는 상황이라면 이렇게 하면 좋겠습니다.

❶사이드 메뉴로 샐러드를 곁들여 먹습니다. 급격한 혈당 상승을 막을 수 있습니다. 포만감도 들어서 과식하지 않게 됩니다.

❷소스는 가능하면 찍어서 먹습니다. 뿌려서 먹으면 염분을 과다 섭취할 수 있습니다. 소스는 따로 달라고 해서 조금씩만 찍어서 드세요.

❸한 사람이 먹을 만큼만 접시에 덜어서 먹습니다. 남은 음식은 냉장고에 보관했다가 나중에 먹으면 과식을 예방할 수 있습니다.

❹공짜로 주는 탄산음료나 주먹밥 같은 메뉴는 되도록 사양합니다.

❺기왕이면 맛있으면서 건강한 메뉴를 선택합니다. 튀긴 치킨보다는 구운 치킨, 소시지 같은 가공육보다는 살코기, 떡볶이보다는 신선한 회 등을 먹는 게 좋습니다. 배달 음식도 잘 찾아보면 건강한 음식이 많습니다.

❻TV나 핸드폰을 보면서 먹지 않습니다. 무언가를 보면서 먹으면 과식하기 쉽습니다. 먹을 때는 음식에만 집중하거나 주변 사람들과 대화하면서 드세요.

밥상에 숟가락만
놓지 않아도 장수합니다

우리나라 한식은 최근 세계 식품 트렌드에 부합하는 건강식으로써 인기를 끌고 있습니다. 식물성 기반 재료의 사용, 장(腸) 건강에 좋은 발효음식, 내추럴 푸드의 비중이 높다는 점에서 한식을 건강식으로 꼽습니다. 그러나 이 중에서 아쉬운 점 두 가지가 있습니다.

하나는 높은 탄수화물 비율이고, 다른 하나는 국물 문화로 인한 높은 염분 섭취가 그것입니다.

우리나라에 "국 없이는 밥을 못 먹는다"라는 사람이 있을 정도여서, 밥상에 국을 꼭 놓는 편입니다. 건더기는 괜찮지만, 국물은 나트륨 과다 섭취의 원인이 됩니다. 그리고 대개 밥 한 공기를 먹기 때문에 탄수화물 비중도 상대적으로 높습니다.

이 부분을 개선한다면 한식은 지금보다도 더 건강식으로 명성을 떨칠 수 있습니다.

간단한 방법이 하나 있습니다. 되도록 숟가락을 쓰지 않는 것입니다.

젓가락 위주의 식생활
건강으로 가는 길

숙가락과 젓가락을 동시에 사용하는 것은 우리나라에만 있는 독특한 식사 문화입니다. 해외는 나이프와 포크를 사용하는 서양 문화권과 젓가락만을 사용하는 아시아 문화권으로 구분됩니다. 우리나라는 젓가락으로 먹어야 하는 반찬 외에도 국이나 찌개의 국물을 떠서 먹어야 하므로 숙가락을 사용합니다.

숙가락은 주로 국물을 떠먹거나 밥을 퍼먹는 용도로 쓰입니다. 숙가락 사용을 건강 측면에서 본다면 두 가지 단점이 있습니다. 우선, 숙가락으로 떠서 먹는 음식은 모두 건강에는 좋지 않은 음식입니다. 국물의 경우 영양분은 적으면서 나트륨 과다 섭취의 원인이 되어서 위장병을 유발할 수 있습니다. 흰 쌀밥은 대표적인 정제 탄수화물로 혈당을 급격히 올립니다. 과하게 섭취할 시에는 몸속에 흡수되면서 인슐린 반응을 거쳐서 지방이 됩니다.

그리고 숙가락은 젓가락으로 먹을 때보다 더 많이 먹을 확률이 높은 도구입니다. 아무래도 젓가락보다는 많은 양을 뜰 수 있기 때문입니다. 각종 매체에서는 숙가락 넘치도록 퍼서 입안 가득히 음식 먹는 것을 복스럽게 여겨 선호하기도 합니다. 하지만 그렇게 먹는 것은 건강에 절대 좋지 않은 습관입니다.

이러한 숟가락을 없애고 젓가락 위주의 식생활을 즐김으로써, 한식의 강점만 강화한 균형 잡힌 식생활을 할 수 있습니다. 밥은 젓가락으로도 충분히 집어 먹을 수 있습니다. 젓가락으로 먹으면 밥알 한 알 한 알이 느껴져 더 맛있습니다. 적은 양이므로 꼭꼭 씹어 먹을 수 있습니다. 그리고 국물은 되도록 마시지 말고, 건더기만 젓가락으로 건져 먹는 것이 좋습니다. 그렇게 하면 나트륨 섭취는 줄이면서 영양분을 섭취할 수 있습니다.

당연히 처음에는 숟가락을 없애는 데 거부감을 가질 수 있습니다. 그렇다면 숟가락 사용을 의식적으로 줄이기만 하셔도 됩니다. 숟가락 10번 사용할 것을 5번만 사용해도 나아지는 방향이니까요. 라면 먹을 때, 국물 한 숟가락만이라도 덜 먹는 편이 좋습니다. 그런 습관들이 조금씩 쌓이면 자연스럽게 더 건강해질 수 있습니다.

4장

어제보다 오늘,
오늘보다 내일
더 행복해지는
법

하루에 한가지씩
감사할 일을 만듭니다

주변의 행복한 사람들에게는 공통점이 있습니다. 그들은 자주 고마워합니다. 경제적으로 부자라거나 객관적인 상황이 좋아서 감사하는 것이 아닙니다. 작은 일이라도 항상 고마움을 표현했습니다. 예를 들면 나이가 들었어도 건강하게 일어날 수 있음에 감사한 것처럼 말입니다.

날마다 작은 일들에 감사하는 것은 우리를 행복하게 만들어 주는 최고의 습관입니다.

주변을 살펴보면 좋은 환경에서도 고마워하지 않는 사람들이 적지 않습니다. 늘 불만에 가득 차 있고 남들과 비교하며 스스로 불행을 선택합니다.

내가 가지고 있는 것에 집중하기보다는 가지고 있지 못한 데 집중합니다. 그래서 불행한 사람들은 언제나 불행합니다. 돈이 없어서 불행하다고 여기는 사람은 돈이 생겨도 마찬가지입니다.

자신보다 더 부자인 사람들과 비교하면서 또 불만을 표현하며 불행해집니다.

생각을 바꾸면
부정이 긍정으로

여기 한 이야기가 있습니다.

옛날에 두 아들을 둔 할머니가 있었습니다. 첫째는 우산 장수이고, 둘째는 짚신 장수였습니다. 할머니는 날마다 걱정이었습니다. 해가 쨍쨍한 날에는 첫째 아들의 우산이 팔리지 않아 걱정이고, 비가 오는 날에는 둘째 아들의 짚신이 팔리지 않아 걱정이었기 때문입니다. 늘 근심 걱정으로 가득한 할머니의 얼굴에는 주름살만 늘어갔습니다.

이런 모습을 오랫동안 살펴본 손자가, 하루는 할머니에게 말했습니다.

"에이, 할머니는 매일 걱정만 해요? 좋은 일만 생각해 봐요! 맑은 날에는 짚신을 많이 팔아서 좋고, 비 오는 날에는 우산을 많이 팔아서 좋잖아요! 얼마나 기뻐요."

그제야 할머니는 무릎을 '탁!' 쳤습니다.

"아, 듣고 보니 정말 그렇구나!"

그 뒤로 할머니는 손자가 말한 대로 비 오는 날에는 첫째를, 맑은 날에는 둘째를 생각하며 기뻐했습니다.

이처럼 할머니는 생각을 바꾼 덕분에 비가 오면 오는 대로, 해가 뜨면 뜨는 대로 늘 즐겁고 행복하게 살 수 있었습니다.

이미 다들 알고 있는 뻔한 이야기라고 생각하셨나요? 하지만 주변을 살펴보면 실제로 이야기 속 할머니처럼 사는 분들이 많습니다. 긍정적으로 생각할 수 있는 면이 많은데도, 끊임없이 걱정거리를 만들어서 불행해집니다. 걱정한다고 해서 일이 해결되는 것도 아닌데 말입니다.

우리 삶도 마찬가지입니다. 해가 뜨는 날도, 비가 오는 날도 있습니다. 좋은 날만 계속되지도 않지만, 살다 보면 언제나 힘들기만 한 것도 아닙니다. 그렇기에 힘든 일이 생겼다고 성급하게 불행해질 필요가 없습니다. 똑같은 날씨지만 기쁘게도, 힘들게도 받아들일 수 있는 까닭입니다.

과거에는 저도 부정적인 생각을 많이 했었습니다. 비교적 좋은 환경에 있으면서도 가지지 못한 데 눈길을 돌렸습니다. 그러니까 감사할 만한 일이 없다고 생각했습니다.

'좋은 일이 없는데 어떻게 감사할 수 있지? 감사할 일이 있어야 감사하지.'

그러나 감사하면 행복해진다는 내용의 글을 읽고, 한번 시도해 보기로 마음먹었습니다. 감사 일기라는 공책을 만들고, 아침마다 고마운 내용을 한 가지씩 적었습니다. 처음

에는 별로 적을 내용이 없었습니다. 그럴 때는 그냥 "건강
하게 일어남에 감사하다" "우리나라에서 태어나 감사하다"
이렇게라도 적어보았습니다.

그랬더니 시간이 지날수록 좋은 일들이 많아지는 것을
느꼈습니다. 감사할수록 주변에서 고마워할 일들을 더 많
이 찾아낼 수 있었습니다. 생각이 조금씩 긍정적으로 변했
습니다. 어느 순간부터, 얼마쯤 힘든 상황일지라도 낙관적
으로 생각하며 극복할 방법을 찾아낼 수 있었습니다. 내가
먼저 감사를 표현하니까, 주변에 더 좋은 사람들도 많이 모
였습니다. 부정적인 사람들이 사라지고 긍정적인 사람들이
늘어나니 하는 일들도 더 잘되었습니다.

감사합니다
고맙습니다

요즘은 가끔 해외를 갈 때마다 우리나라 사람이라는 사
실이 너무나도 감사합니다. 화장실이 깨끗하고 치안도 좋
고 편의시설도 많아 정말 편리합니다. 건강한 음식들이 많
은 데다, 다른 나라 요리가 먹고 싶을 때면 찾아갈 맛집도
가까운 곳에 많습니다. 유럽의 선진국들보다도 훨씬 살기

좋은 나라입니다. 세계에서 가장 가난한 나라에서부터 겨우 80여 년 만에 살기 좋은 선진국이 된 우리나라가 자랑스럽습니다.

행복은 사소한 것에 감사할 줄 아는 마음에서 싹트기 시작합니다. 우리는 복권 당첨처럼, 일순간 찾아온 행운에서는 오랫동안 행복을 느끼기 어렵습니다. 한순간 좋은 일에는 금방 적응해 버리기 때문입니다. 행복은 크기보다는 그 빈도에서 찾아옵니다. 결국, 행복과 건강은 자주 고마움을 느낄 줄 아는 사람에게 찾아갑니다.

그래서 어떻게 해야 감사함을 느낄 수 있냐고요? 우선 건강하게 눈을 뜨고 숨을 쉴 수 있음에 고마움을 느끼는 데서부터 시작하세요. 그리고 "정말 감사합니다"라는 말을 실제로 자주 입 밖으로 꺼내 보세요. 말에는 힘이 있습니다. "감사합니다. 고맙습니다"라는 말은 많이 할수록 좋습니다. 늘 소리 내어 말하면 감사한 일들이 데굴데굴 굴러서 들어온답니다.

정말이에요. 한번 속는 셈 치고 해보면 참말 좋은 일들이 일어납니다. 말 좀 한다고 손해 보는 것도 없잖아요?

지금 잠깐 책을 내려놓고 다음 말들을 큰 소리로 따라 해 보세요.

"건강하게 책을 볼 수 있어서 감사합니다."

"건강하게 숨을 쉴 수 있어서 고맙습니다."

"그냥 감사합니다︿︿(하하하︿)."

이 말 한마디로 여러분들의 기분이 좋아진다면, 제 마음이 더 뿌듯해질 겁니다.

스트레스는 살아 있음의 증거입니다

우리는 살면서 스트레스를 자주 느낍니다. 인생이란 곧 스트레스의 연속이라고 할 정도입니다. 아침에 눈을 뜨면서부터 스트레스와 함께일 때도 있습니다. 이 지긋지긋한 스트레스가 제발 사라졌으면 좋겠다고 생각합니다. 하지만 이 스트레스가 실상은 우리 삶에서 가장 중요한 것이라면 어떨까요.

스트레스는 질병과 밀접한 관련이 있습니다. 강한 스트레스에 노출되면 면역력이 떨어지고 몸 안에 활성산소가 증가합니다.

활성산소는 몸 안의 세포를 공격해 노화를 앞당기고 암 등 각종 병의 원인이 됩니다. 그래서 스트레스를 많이 받는 사람은 감기 따위의 자잘한 병을 달고 삽니다. 스트레스는 우울증 같은 마음의 병도 유발합니다.

예전과 비교하면 오늘날은 스트레스가 많은 시대입니다. 유행이 빠르게 변하고 비교와 경쟁도 심합니다. 이런 환경에서 살다 보면 특별한 일이 없어도 스트레스를 받기 쉽습니다.

본인이 아예 스트레스를 무시하고 지내다 보면, 결국 몸과 마음에 큰 병을 얻을 수도 있습니다. 그래서 스트레스를 강하게 받는 것은 건강에 좋지 않습니다.

이 스트레스가 없어진다면 어떻게 될까요?

스트레스가 없으면 마냥 좋을 것 같지만 또 그렇지 않습니다. 스트레스는 우리를 살게 해주는 원동력이 되기도 합니다. 스트레스 없는 상태가 지속되면 의외로 노화가 촉진되고 질병에 걸릴 확률이 높아진다는 연구 결과도 있습니다. 은퇴 후에 마땅히 할 일이 없어, 집에서 쉬고 놀러 다니기만 하던 사람들의 건강이 갑작스레 악화되어 죽는 경우도 종종 있습니다. 스트레스가 없어졌기 때문에 건강이 악화되는 경우입니다.

대응하는 방식을 바꿔야
삶의 역량을 높여 준다

적당한 스트레스는 우리에게 긴장감을 주고 삶의 의지를 부여합니다. 우리는 문제를 해결해야만 삶의 의미를 찾을 수 있는 존재입니다.

오랜 옛날, 인류는 항상 스트레스 상황에 직면해야 했습니다. 먹이는 어디에 있을지, 잡아먹히진 않을지, 날씨는 좋을지 등등 끊임없이 걱정하고 스트레스를 받으며 해결책을 고안했습니다. 그러므로 스트레스 상황에서 세포들은 긴장하고 활성화되어 빠르게 문제를 해결합니다.

스트레스와 그에 맞서는 대응이 없다면 우리 몸은 살아가는 이유를 잃어버립니다. 그래서 인류의 역사 관점에서 살펴보면 스트레스는 있는 것이 당연합니다. 우리가 스트레스를 느낀다는 것은 우리가 건강하게 살아 있다는 증거입니다.

이런 마음가짐으로 스트레스를 긍정하며 받아들이는 태도가, 여러분을 건강하게 만들어 줍니다. 물론 당면한 스트레스에 적절하게 대응해 나가야 합니다.

저는 스트레스를 받지 않는 편입니다. 성격이 낙천적이

어서 그런 듯도 합니다. 그러나 처음부터 그랬던 것은 아닙니다. 과거에는 다양한 일들에 상처받고 별것 아닌 일에도 스트레스를 크게 받았었습니다. 그러나 운동과 독서를 취미로 시작하면서부터는 스트레스 강도가 확실히 약해진 것을 느낍니다.

스트레스가 줄었다기보다는 받더라도 긍정적으로 대응할 수 있게 되었습니다. 운동과 독서, 긍정적 마음가짐만큼 스트레스에 효과적인 것은 없는 듯싶습니다.

어떤 스트레스는 분명히 건강을 악화시키지만, 어떤 스트레스는 신체를 활성화하고 면역력을 증가시켜 줍니다. 스트레스의 긍정적인 부분과 부정적인 부분을 가르는 차이는 무엇일까요? 연구에 따르면, 스트레스의 절대량이 중요한 것이 아닙니다. 받아들이는 방식에 따라 긍정적이거나 부정적 효과를 줄 수 있다고 합니다.

한때 학자들은 스트레스의 양이 중요하다고 생각했습니다. 약한 스트레스는 긍정적인 영향을 미치고, 과도한 스트레스는 건강을 해친다고요. 하지만 최근 연구에서 스트레스의 양은 매우 적은 영향만 끼친다는 것이 밝혀졌습니다.

어떻게 인식하고 받아들이는지가 스트레스의 효력을 좌우하는 가장 큰 요인이라고 합니다. 사람들은 스트레스에 저마다 다르게 대응합니다. 대다수는 스트레스를 나쁘게만 생각합니다. 스트레스는 건강을 해치며, '받지 않을수록 좋은 것'이라고 여깁니다. 그와 반대로 스트레스는 좋은 것이며, 건강한 성장을 이끈다고 생각하는 사람도 있습니다. 연구 결과, 스트레스를 긍정적으로 받아들이는 사람들이 부정적으로 받아들이는 사람들에 비해 더 건강하고, 삶에 대한 만족도 또한 높았습니다.

중요한 사실은 지금부터라도 스트레스에 대응하는 방식을 바꿔야 한다는 것입니다. 만약 그동안 부정적으로 받아들였다면, 스트레스를 인지하는 건 살아 있다는 증거이며 삶의 역량을 높여줄 뿐 아니라 더 건강하게 이끈다는 사실을 믿어야 합니다. 그럼으로써, 스트레스를 보약처럼 활용할 수 있습니다.

관점에 따라서 스트레스는 당신을 죽일 수도 있고, 살릴 수도 있습니다. 그 관점을 바꾸기만 해도 스트레스에 따른 다양한 문제를 해결할 수 있습니다.

관점을 당장 바꾸기가 어렵다고요? 그럼, 내일 다시 이 대목을 읽어 보세요. 글을 반복해서 읽다 보면 생각이 조금씩 바뀔 수 있으니까요.

사람들을 만나고 다니면 오래 살아요

우리나라 시골 마을에 가보면 마을 사람들끼리 관계가 아주 끈끈해 보입니다. 집집의 담장은 모두 열려 있습니다. 돌아다니며 이웃들과 마주치면 아주 반갑게 인사합니다. 집에 있는 시간보다 누군가를 만나러 돌아다니는 시간이 더 많습니다. 나이가 많은 여러 노인도 그러합니다. 점점 독립적으로 바뀌고 있는 현대 사회와는 반대로 느껴지곤 합니다. 이처럼 끈끈함을 느끼는 공동체가 건강과 장수의 비결이라면 어떨까요.

장수하는 사람이 많은 것으로 알려진 일본 오키나와에는 '모아이(模合, もあい/*우리나라 계(契)와 비슷함)'라는 문화가 있습니다. 모아이는 일정한 공통점을 가진 사람들의 공동체로, 어려운 시절에 탄생한 관습입니다. 과거 오키나와가 어렵던 시절에는 혼자서는 살아남을 수 없었다고 합니다. 그래서 상부상조하며 어려움을 극복하고자 자연스럽게 생긴 모임입니다. 모아이에 속하면 정신적, 금전적으로 안정감을 가질 수 있습니다. 우리나라의 계모임과도 비슷합니다. 학자들은 오키나와의 모아이 문화가 장수의 비결 중 하나라고 말하기도 합니다.

홀로 외롭게 지내면
건강이 급격히 악화

인간은 사회적 동물입니다. 관계에서 상처받더라도 결국엔 다시 관계에서 안정감을 가지는 본능이 있습니다. 당연합니다. 인류의 오랜 역사에서 인간이 혼자만 독립해서 살아남은 시기는 없기 때문입니다. 인류는 유인원 시절부터 무리를 지어왔고 그 덕분에 지구를 지배할 수 있었습니다. 그 유전자는 우리에게도 그대로 남아 있습니다.

무리를 이루려는 습성으로 인류는 살아남았습니다. 인류 역사에 관한 세계적인 베스트셀러 《사피엔스》에도 이와 같은 내용이 있습니다. 작가 유발 하라리는 호모 사피엔스가 다른 유인원을 제치고 지구의 지배자가 될 수 있었던 이유를 이렇게 서술합니다.

"호모 사피엔스는 인지 혁명을 통해 허구를 믿는 힘이 생겼다. 그 힘 덕분에 우리는 다른 유인원보다 더 큰 집단을 이루고 상상할 수 있었다. 예를 들면 종교나 신화를 믿음으로써 말이다. 그렇게 많은 숫자가 모여서 유연하게 협

력할 수 있는 능력을 갖추었다. 그 이후 호모 사피엔스는 다른 유인원들을 멸종시키고 살아남게 되었다."

인간의 결속력에 대해 더 알아보고 싶다면 '옥시토신'이라는 호르몬을 살펴보면 됩니다. 옥시토신은 흔히 아기에게 젖을 먹이는 어머니에게 분비되는 호르몬으로 알려져 있습니다. 그러나 어머니에게만 있는 호르몬은 아닙니다. 여성과 남성 모두에게 있으며, 우리를 하나로 무리 짓게 해 주는 물질이 바로 옥시토신입니다.

옥시토신은 우리의 공감 능력과 이타주의를 향상하는 역할을 합니다. 사회적 지능과도 관련이 있습니다. 예를 들면 처음 본 사람의 얼굴과 이름을 기억한다든가, 타인의 얼굴에 나타난 감정을 인지하는 능력도 향상됩니다.

또한 옥시토신은 사회적 관계를 거칠 때 다량 분비됩니다. 사업 거래를 한다든가 서로 신뢰를 형성하는 과정에서 옥시토신이 더 많이 분비됩니다. 그러면서 인간은 본능적으로 무리를 이루게 됩니다. 예를 들어 혼자서는 컴퓨터 작업을 아무리 많이 해도 옥시토신이 분비되지 않습니다. 그러면 안정감을 가지기 어렵습니다. 그러므로 사람은 사회적 관계를 만듦으로써, 옥시토신 분비를 촉진해야 합니다. 그렇지 않으면 스트레스가 늘어나고 불행한 느낌을 받게 됩니다.

결혼하면 경제적 부담도 커지고 스트레스받을 일도 늘어나지만, 궁극적으로 안정과 행복을 느끼는 것도 마찬가지 이유에서 그렇습니다.

사람들을 많이 만나는 사람에게는 활력이 있습니다. 든든한 공동체가 있는 사람은 안정감을 느낍니다. 우리는 사람과의 관계에서 상처받기도 하지만 결국엔 다시 사람을 찾게 마련입니다. 혼자만 있는 사람이 일견 편해 보일 수도 있습니다. 그러나 결국 외로움을 느끼며 점점 늙어갑니다.

어떤 일이든 혼자서 하려면 좀체 의욕이 솟구치지 않습니다. 그렇게 홀로 외롭게 지내면 건강이 급격히 악화할 수 있습니다. 요즘엔 그런 경우가 많아서 고독사가 만연해지고 있습니다.

저도 관계에서 상처받고 사람을 안 좋아할 때가 있었습니다. 내향적이라서 누군가와 교류할 필요성도 그리 느끼지 않았습니다. 그러나 계속 혼자 있으면 외로운 감정이 들었습니다. 혼자 있을 때 누군가 불러주면 고맙기도 했습니다. 그렇게 억지로 몸을 이끌고 나가서 사람들을 만나면 기분이 좋아지는 것을 느꼈습니다. 지금은 일부러라도 잘 맞는 사람들을 만나려고 노력한답니다.

건강하고 행복해지고 싶으신가요? 당신만의 '모아이'를 만드시길 바랍니다. 핸드폰을 꺼내서 연락처를 뒤져보세요. 친한 사람이나 혹은 친해지고 싶은 사람이 있을 겁니다. 잠깐 시간을 내어 지금 한번 안부 인사라도 보내보세요. 생각보다 반갑게 맞이해 줄 겁니다.

사람에게는 누구나 함께 하고 싶은 본능이 있으니까요. 이런 작은 시작들이 모여서, 나중에는 무엇과도 바꿀 수 없는 큰 자산이 될 수 있답니다.

무언가를 함께 믿어 보세요

여러분은 종교에 대해 어떻게 생각하시나요?

종교에 비판적인 사람도 있지만, 신실하게 믿는 사람도 있을 것입니다. 그 허와 실을 떠나서, 통계조사에 따르면 노년으로 갈수록 종교가 삶의 질에 좋은 영향을 주는 것으로 나타납니다.

종교 활동을 하면 인간관계가 형성되어 고독감을 덜 수

있습니다. 또한 종교의 가르침은 인간에게 내면의 힘을 길러줍니다. 종교를 통해 스트레스에 대응하고 죽음에 대한 두려움을 이겨낼 수 있게 됩니다.

저는 무신론자였습니다. 과학을 공부해서 그래선지 신은 없다고 생각했었습니다. 그러나 나이가 들수록 종교의 힘을 느낍니다. 자신의 힘으로 어쩔 수 없는 일들이 많아지며 기댈 만한 곳을 찾게 되는 듯싶습니다. 종교에는 보이지 않게 우리를 묶어주는 힘이 있습니다. 사람들과 무언가를 함께 믿으면 안정감과 소속감을 얻을 수 있습니다. 그래서 평균적으로 종교가 있는 사람이 없는 사람보다 더 삶의 만족도가 높다고 합니다.

지인의 초대로 교회에 간 적이 있습니다. 첫 예배를 드리는데 어색하면서도 한편으로는 마음이 차분해지는 것을 느꼈습니다. 그리고 길을 가다 절을 발견하면 불교를 믿지 않지만, 한번 들어가 봅니다. 사찰 내부를 산책하거나 소원을 빌면 기분이 좋아지곤 합니다.

그럴 때마다 종교의 좋은 점이 마음에 슬그머니 다가오곤 했습니다. 종교는 속세에서 벗어나 자신에게 몰입할 기회를 줍니다. 그동안 걸어왔던 일들이 떠올라 차분하게 정리하기도 합니다. 앞으로 나아갈 삶의 방향도 더 명확해집니다. 살면서 불확실한 일들이 점점 많아지는데, 나침반처럼 나아갈 방향을 가리키는 듯도 했습니다.

믿으면 안정감과 소속감
종교의 힘

이렇듯 종교를 가지는 데는 장점이 많습니다. 그렇다고 없는 종교를 갑자기 가질 수는 없습니다. 그러나 만약 여러분에게 마음을 끄는 종교가 있다면, 직접 가서 살펴보는 것도 좋습니다. 삶에서 힘든 일이 있을 때, 무엇을 어떻게 해야 할지 잘 모르겠을 때는 한번 궁금했던 종교 시설에 가서 참석해 보세요.

의외로 문제가 쉽게 해결될지도 모릅니다.

새로운 경험에 투자합니다

혹시, 나이가 들수록 시간이 빨리 흐른다고 생각하시나

요? 어쩌면 이런 생각은 사실일 수도 있습니다. 실제로 여러분들은 어릴 때의 1년이 굉장히 길었다고 기억하실 겁니다. 그러나 최근 1년을 돌아보면, 언제 지났는지도 모를 정도로 순식간에 시간이 흘렀다고 생각하실 확률이 높습니다.

저도 어릴 때의 기억은 학교에 가면서부터 시작되었습니다. 그때는 하루가 매우 길었고 접하는 모든 것이 새로웠습니다. 따뜻한 봄, 더운 여름, 시원한 가을, 추운 겨울의 4계절이 생생하게 느껴졌습니다. 여덟 살 무렵의 12월에 했던 생각이 기억납니다.

'와, 1년이 정말로 길구나!'

그러나 지금은 어떨까요?

과거와는 다르게 하루가 1초처럼 지나갑니다. 출근해서 잠깐 일하다가 점심 먹고, 조금 있으면 금세 퇴근 시간입니다. 그렇게 하루가 가고 어느새 한 달이 지나가 있습니다. 그렇게 한 계절이 지나고 퍼뜩 정신 차려보면 어느 틈에 연말이 다가옵니다. 올해도 금세 지났다고 생각하며 내년 계획을 세웁니다. 지금도 빠른데 시간은 점점 더 빠르게 가는 듯만 합니다.

시간의 속도가 왜 이렇게 다른 걸까요?

나이가 들수록 시간이 빨리 가는 이유를 설명하는 다양

한 이론이 있습니다. 그중 대표적인 이론은, 우리의 뇌가 익숙해진 경험은 축소해 버리기 때문에 점점 시간이 빨리 갈 수 있다고 합니다.

예를 들어, 여러분은 매일 출근길에 무엇을 봤는지 또렷이 기억하시나요?

아마 특별한 일이 없었다면 기억이 안 나실 겁니다. 날마다 같은 길을 가므로, 똑같은 경험은 굳이 오랫동안 기억할 필요를 느끼지 못하는 것입니다.

어릴 때는 모든 경험이 새롭습니다. 평범한 등굣길에도 예측하지 못한 신선한 경험이 가득합니다. 그렇게 뇌는 어릴 때의 모든 경험을 간직합니다. 그러나 시간이 흐르고 경험이 쌓일수록 새롭게 배우는 것이 드물어집니다. 그래서 시간이 점점 빠르게 흐를 수 있다고 합니다.

그러므로 흐르는 시간을 천천히 붙잡아 놓기 위해서는 새로운 경험에 투자해야 합니다.

색다른 시도가 뇌를 젊게
그래서 경험에 투자

두뇌에 신선한 경험을 끊임없이 보여주어야 합니다. 그

래야 뇌가 자극받고 그 경험을 간직합니다. 여러분들 대부분 역시, 시간이 천천히 흘러가길 바랄 겁니다. 나이가 드는 것도 아쉬운데 시간까지 빠르게 흘러버리면 더욱 아쉽겠지요. 시간을 천천히 흐르게 하기 위해서는, 마치 어린아이처럼 세상을 바라볼 수 있도록 새로운 경험에 투자해야 합니다.

처음 가보는 곳으로 여행하거나, 새로운 언어나 기술을 배워 보세요. 경험은 머리에 남아서 오랫동안 깊은 만족감을 주는 경우가 많습니다. 그렇게 새로운 경험에 투자하는 시간과 비용을 아까워하지 마세요. 경험에 투자하는 비용은 물건에 투자하는 비용보다 만족감이 오래 유지되는 경우가 많습니다. 우리는 나이가 들더라도 어린아이 같은 마음가짐을 유지해야 합니다.

날마다 가던 길을 두고 한 번쯤은 다른 길로 다녀보세요. 매일 가던 식당이라면 여느 날과 다른 메뉴를 시켜보는 겁니다.

'어? 이 길에는 이런 꽃이 피었네?'

'어? 이 메뉴에서는 이런 맛이 나네?'

이렇게 사소한 순간에서도 색다름을 발견할 수 있습니다. 새로운 경험과 색다른 시도가 뇌를 젊게 만들고 끊임없이 성장하게 합니다. 그런 경험을 한 사람은 나이가 들어도 젊어 보입니다. 나이에 따라 판단할 수 있는 아우라가 있습니다. 그렇게 젊은 마음가짐을 계속 유지한다면, 더욱 건강하게 오래오래 살 수 있을 것입니다.

무언가를 시작하기에
늦은 나이는 없습니다

여러분은 혹시 무언가를 새롭게 시작하는 것에 대해 어떻게 생각하시나요? 새로운 목표를 가지거나, 건강한 습관을 만들기에 너무 늦었다고 생각하지는 않나요? 그런 분이 계신다면, 아래에 소개하는 분의 이야기를 한번 들어보기 바랍니다.

모두들 치킨 좋아하시죠? 세계적인 치킨 프랜차이즈 켄터키 프라이드치킨은 오늘날 120여 나라에 약 3만 개의 가맹점을 갖고 있습니다.

KFC에는 유명한 마스코트가 있습니다. KFC 할아버지라고 불리는 커넬 샌더스 대령입니다. 그는 KFC 창업자인데, 무려 62세에 KFC를 시작했습니다. 보통 사람이라면 은퇴할 나이에, 세계 최대의 프랜차이즈가 될 회사를 차린 것이죠. 샌더스는 창업 과정에서 무려 1,008번이나 거절당했지만 끝내 포기하지 않고 성공을 이뤄냈습니다.

샌더스의 집안은 그다지 유복하지 않았다고 합니다. 열네 살이 되자, 샌더스는 집을 나와 전국을 떠돌며 보일러 점검원, 보험 판매원 등 닥치는 대로 일했습니다. 심지어 숙식을 해결하기 위해 열여섯 살에 입대하기도 했습니다.

1920년, 샌더스는 선박을 운행하는 첫 사업을 시도합니다. 하지만 사업은 잘 안 되었습니다. 회사를 팔고 램프 공장도 해봤지만, 그것도 망하고 말았습니다. 샌더스는 이후 노년까지 주유소, 모텔, 식당 등 여러 사업체를 운영했습니다. 한때는 잘 나가기도 했지만, 다양한 이유로 하는 일마다 실패했습니다.

샌더스는 그러던 중에 새로운 닭고기 조리법을 개발했습니다. 양념이 들어가고, 미국 남부의 특징을 살려 닭을 튀기는 조리법이었습니다. 명칭은 켄터키 프라이드치킨으로 정했습니다. 샌더스는 자신이 개발한 조리법을 식당에 알려주고, 그 대가로 이익 일부를 받는 사업을 추진했습니다.

바로 프랜차이즈 사업이었습니다.

그러나 누구도 그처럼 생소한 계약을 하겠다는 사람이 없었습니다. 계속 시도했으나 거절당한 횟수가 무려 1,000번이 넘어 1,008번이나 됐습니다. 그러나 샌더스는 포기하지 않았습니다. 마침내 62세가 된 1952년, 미국 솔트레이크에서 식당을 하는 사업가가 샌더스의 조리법을 구매하기로 했습니다. 이곳은 KFC 1호점이 됐습니다. 결과는 성공적이었습니다. KFC 식당은 사람들로 붐볐고 다른 사장들도 앞다투어 샌더스의 조리법을 구매했습니다.

젊음과 늙음을 가르는 것은
그 사람의 태도

샌더스는 전국의 식당을 돌며 사업을 홍보했습니다. KFC 가맹점은 2년 사이 600여 개로 불어났습니다. 77세에는 가맹점 수가 전국에 3,500개가 넘었습니다. KFC는 캐나다, 영국, 중국, 한국 등 세계로 퍼져나갔습니다.

그 무렵 샌더스는 경영권을 다른 사람에게 매각했습니다. 그리고 자신은 홍보대사로 일을 계속했습니다. 늘 흰 정장을 입은 커넬 샌더스의 모습은 KFC의 상징이 되었습니다. 치킨 조리법을 팔러 다니던 시절, 그에게는 옷이 없었습니다. 그래서 한 벌뿐인 여름용 흰색 양복만 입고 다녔습니다. 흰 양복은 오히려 거래자들에게 긍정적인 인상을 주었고, 샌더스의 트레이드마크가 되었습니다.

90세가 된 1980년, 샌더스는 타계했습니다.

그는 그를 상징하는 하얀 양복을 입고 무덤에 묻혔습니다. 나이 60세가 넘었음에도, 거절을 1,000번 넘게 당했음에도 그는 좌절하지 않았습니다. 그는 프랜차이즈 사업에 큰 발자국을 남긴 기업가가 되었습니다.

이 이야기를 읽고 어떤 생각이 드셨나요?

나이는 숫자에 불과하다고 느껴졌나요? 그저 특별한 외국인의 이야기이고 나와는 상관없다고 생각하셨나요? 저는 이 이야기에서 '젊음과 늙음을 가르는 것은 그 사람의 태도'라는 생각을 했습니다.

나이만으로 젊음과 늙음을 가를 수는 없습니다. 젊은 마음을 가지고 사는 사람은 나이에 상관없이 무엇이든 할 수 있습니다. 62세에 세계 최대의 프랜차이즈도 만들 수 있는데, 목표를 세우거나 건강한 습관을 기르는 것은 더욱더 쉽게 할 수 있지 않을까요?

이 이야기에서 별다른 느낌을 받지 않았을 수도 있습니

다. 그러나 누군가는 이 이야기에서 새롭게 도전할 수 있는 용기를 얻었을 거라 믿습니다.

아흔세 살인데 피트니스 트레이너입니다

운동이 몸에 좋다고 하므로 시작하고는 싶은데, 나이가 너무 많아서 걱정인가요?

여기 소개해 드리는 일본 여성은, 65세의 나이에 운동을 처음 시작했다고 합니다. 그리고 93세인 현재까지도 피트니스 강사로 활동하고 있는데요, 이분 이름은 다키시마 미카입니다.

그녀는 아무렇지도 않게 다리를 180도로 찢고 무거운 바벨을 들어 올립니다. 몸만 언뜻 보면 탄탄한 근육의 균형 잡힌 몸매여서, 20대 여성이라 해도 믿을 정도입니다. 그러나 그녀의 올해 나이는 93세, 일본 최고령 트레이너입니다. 과연 그녀는 어떻게 관리하여 최고령 트레이너가 될 수 있었을까요?

의외로 그녀는 젊을 때 운동을 시작하지 않았다고 합니다. 그녀가 헬스를 시작한 건 환갑도 지난 65세부터였습니다. 그전까지 운동은 한 번도 해본 적 없는, 평범한 주부였습니다. 그런 그녀에게 어느 날 남편이 "요즘 자꾸 살이 찌는 것 같은데?"라고 말했고, 이 말이 그녀의 인생을 바꿔놓았습니다.

아직도 꿈꾼다
세계 진출을

그녀는 바로 집 근처 헬스장에 등록했습니다. 처음엔 다이어트만 좀 하려고 했는데, 하다 보니 10년 넘게 꾸준히 하면서 운동에 재미를 붙였습니다. 그런 그녀를 지켜본 트레이너가 "소질이 있는데, 트레이너가 돼보는 건 어떠냐?"라고 권유했습니다. 미카는 그렇게 87세에 트레이너가 되었습니다. 처음엔 요양원을 중심으로 활동했지만, 점차 널리 알려져 이젠 젊은이들 사이에서도 인기 있는 트레이너가 됐습니다. NHK에서도 소개할 정도로 유명해졌습니다.

그녀는 항상 말합니다.

"운동할 때 당연히 힘들 수 있겠지만, 우리 시니어들 모두 포기하지 않기를 바라요!"

"1mm라도 좋으니, 매일 조금씩 움직이세요!"

다키시마 미카만의 아주 특별한 건강 비결은 다음과 같습니다.

① 규칙적으로 11시에 잠이 들고 새벽 4시에 일어납니다.
이른 시간에 운동하는 자신만의 루틴을 유지하기 위해서입니다.

② 일어나자마자 물 한 잔을 꼭 마십니다.
기상 직후 물 한 잔은 몸에 보약과도 같습니다. 자는 동안 빠진 수분을 보충해 주고, 몸의 순환을 시작시키는 까닭입니다. 그리고 새벽 4시에 집을 나서서, 걷기 운동을 합니다.

③ 식사는 아침, 점심, 저녁을 정해진 시간에 먹습니다.
채소, 연어, 달걀, 두부, 낫토 등으로 균형 잡힌 식사를 합니다. 단백질을 꼭 챙겨서 먹습니다.

④ 항상 허리를 펴고 배에 힘을 주며 좋은 자세를 취합니다.

집 안에서는 까치발을 들고 돌아다니며 종아리 근육의 긴장을 유지합니다. 종아리 근육은 노년기 건강에 아주 중요합니다. 종아리를 단련하기 위해 까치발로 돌아다니는 것은 매우 좋은 습관입니다.

⑤ 일 중간중간마다 비는 시간에 틈틈이 운동합니다.

좋은 습관입니다. 우리는 운동할 시간이 없다는 핑계를 대지만, 찾아보면 일과 중간중간 비는 시간이 많습니다. 자투리 시간을 모아 딱 10분만 운동한다 해도, 전혀 하지 않은 사람에 비하면 효과는 엄청납니다.

⑥ 끊임없이 무언가를 배우고 도전합니다. 최근엔 휴대전화 다루기와 영어 공부를 합니다.

나이가 들어서도 머리를 쓰고 공부할수록 두뇌가 젊어지고 건강 수명이 늘어납니다.

⑦ 항상 긍정적인 태도를 가지며, 기분 좋은 미소로 사람들을 대합니다.

그녀는 올해 93세지만, 아직도 새로운 꿈을 꾸고 있습니다. 영어를 배워서 세계에 진출하는 것이 지금의 목표입니다. 이제는 일본을 넘어서 전 세계 사람들에게 긍정적인 영향을 주려는 것입니다. 그리고 최종 목표는 100세까지 트레이너로 남아 사람들을 더 건강하게 만드는 겁니다.

이렇듯, 건강하게 장수하는 사람들에게는 좋은 습관이 있습니다. 습관을 지닌다고 해서 무조건 다키시마 미카처럼 될 수는 없을지도 모릅니다. 그러나 과거보다는 한 걸음 더 건강해지리라는 것만은 확실합니다.

5장

오키나와

오기미 마을 사람들의 장수 비밀

당신이 살아가는 이유는 무엇인가요?

어느 날, TV를 보다가 전 세계에서 최고 부자가 말하는 것을 들었습니다.

"우리는 아침에 일어났을 때 살아가고 싶은 이유가 있어야 합니다. 당신은 살고 싶은 이유가 있나요? 당신에게 중요한 것은 무엇인가요?"

그 말을 듣고부터 생각하기 시작했습니다.

'내가 살아가는 이유는 무엇일까?'

이유가 딱히 없는 듯했습니다. 대학을 졸업하고 괜찮은 회사에 입사하여 일하게 되어 좋았습니다. 사랑하는 사람과 결혼도 했습니다. 하지만 세월이 흐르면서 점차 열정이 사그라들기 시작했습니다. 주어진 일만 하는 하루가 반복되었습니다. 퇴근하면 집에서 휴대전화를 하거나, 넷플릭스를 보기만 했습니다.

그러는 사이 어느새 한 달, 몇 년이 훅 지나갔습니다. 회사에서나 가정에서나 마치 주어진 부품처럼, 짜인 프로그램처럼 살아간다는 생각이 들었습니다. 어느 순간, 살아가는 이유가 사라졌다고 느꼈습니다. 앞의 질문에 대해 딱히 대답할 말을 찾기가 어려웠습니다. 특별한 일이 있던 것도 아닌데 살다 보니 이렇게 되었습니다.

진정한 만족과 즐거움
이키가이의 네 가지 영역

그러던 어느 날, '이키가이(Ikigai, 生きがい)'라는 말이 떠올랐습니다. 저는 일본 여행을 종종 다녔는데, 그러면서 자연스럽게 알게 된 단어였습니다. 일본인에게는 모두 이키가이가 있다고 합니다. 일본어로 '삶의 가치' 또는 '삶의 목적'을 의미하는 개념입니다. 이키가이는 인생에서 진정한 만족과 즐거움을 찾는 데 도움 줄 방법을 제시합니다.

이키가이의 핵심 아이디어는 네 가지 영역—'①내가 좋아하는 것, ②내가 잘하는 것, ③세상이 필요로 하는 것, ④그리고 돈을 버는 것'—입니다.

네 영역이 교차하는 지점이 바로 진정한 삶의 의미와 만족을 찾을 수 있는 곳이라는 것입니다. 이 개념을 시각적으로 나타내면, 바로 아래와 같은 벤다이어그램으로 표현할 수 있습니다.

그러나 반드시, 이 벤다이어그램의 중간에 있어야 '이키가이'인 것은 아닙니다. 이키가이는 개인이 이를 통해 '자신의 열정과 희망을 찾고 더 큰 만족감을 얻을 수 있는 무언가'입니다. 우리는 삶의 목적을 찾고 그를 실현하는 것이 얼마나 중요한지를 알아야 하고, 그 과정을 통해 삶의 즐거움과 의미를 찾을 수 있습니다.

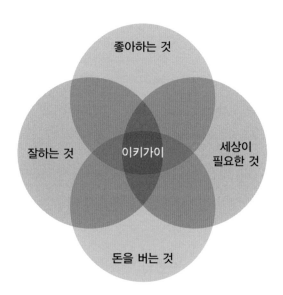

인생은 이키가이를 찾아 떠나는 여행

그때부터, 저만의 '이키가이'를 발견하기 위한 노력을 시작하였습니다.

'내가 관심이 있으면서 잘할 수 있고 세상에 도움을 줄 만한 것은 뭐가 있을까?'

전 어릴 때부터 몸이 약했던 터라, 건강과 운동에 관심이 많았습니다. 건강에 관련된 유튜브 채널을 만든 데는 그와 같은 이유도 있습니다. 운이 좋게도 채널은 성장을 거듭했습니다. 건강 분야에 관심 있는 분들이 많다는 것을 뒤늦게 알 수 있었습니다.

내게 관심이 있고, 세상이 필요로 하며, 돈까지 벌 수 있는 일을 마침내 만났다는 생각이 들었습니다. 내 주변은 물론이고 세상 사람들이 더 건강하게 오래 살 수 있도록 하는 것, 그게 저의 '이키가이'였습니다. 그렇게 생각하자, 인생이 한결 더 즐거워졌습니다. 유튜브 영상을 적극적으로 올리며, 세상 사람들에게 도움이 될 만한 방법을 찾아 더욱 진지한 고민을 계속했습니다.

그러던 중에 TV를 봤는데, 전 세계에서 가장 장수하는 사람들이 모여 사는 곳이 바로 일본 '오키나와'임을 알게 되었습니다. 직접 찾아가, 건강과 장수의 비결을 배우고 돌아와 세상 사람들에게 분명하면서도 자세하게 알려주고 싶었습니다. 일본어를 잘하진 못했지만, 공부를 더 해서 가면 된다고 생각했습니다.

불사의 땅이라는 장수촌
그들만 아는 방법이 있다

오키나와는 일본의 남쪽에 있는 섬입니다. 멋들어진 바다가 있어서 휴양지로 유명합니다. 그리고 '불사의 땅'이라는 별명이 있습니다. 오키나와는 한때 중국 지배를 받았는데, 중국 원정대가 갈 때마다 고령임에도 여전히 장수하는 이들을 보고서 '불사의 땅'이라고 불렀다고 합니다. 그렇게 과거 1천 년 동안, 최고의 장수 마을로써 명성을 유지해 왔습니다.

그들이 오래 사는 이유는 어디에 있을까요? 단순히 유전적으로 오래 사는 장수 유전자를 가지고 있어서일까요, 아니면 음식과 생활 습관 등 다른 이유가 있는 걸까요?

너무 궁금했고, 사람들에게 알려주고 싶었습니다. 그렇

게 비행기 티켓을 끊고 무작정 오키나와로 향했습니다. 그리고 식단과 운동, 유대감, 삶의 목적, 습관, 이 모두가 건강하게 장수하는 요인이라고 생각하게 되었습니다.

이 장(章)을 통해 모두가 자신만의 이키가이를 찾아, 건강한 삶을 즐기며 누리시기를 축원합니다.

오키나와의 대표 음식이 햄버거라고?

부푼 마음을 안고 오키나와공항에 내렸습니다.

처음 방문한 곳은 오키나와의 최대 번화가인 나하(那覇)시 국제거리였습니다. 말로만 듣던 고야(ゴーヤ)나 자색고구마같이 몸에 좋은 음식을 먹어보고 싶었습니다. 그런데 막상 거리를 돌아보니 스테이크나 햄버거를 파는 식당이 대부분이었습니다.

이게 어떻게 된 일일까요? 햄버거와 스테이크가 몸에 좋은 음식이었던 걸까요? 보이는 지역 사람들에게 물어봤습니다.

"오키나와에는 몸에 좋은 음식들이 많은 것으로 아는데, 왜 거리에는 생각과 다른 식당들이 많을까요?"

그리고 충격적인 대답을 들었습니다.

오키나와는 과거에 장수 마을로 유명했지만, 최근 들어서 평균 수명이 점점 낮아지고 있다는 겁니다. 제2차 세계대전 이후부터 오키나와에 주재(駐在)하기 시작한 수많은 주일미군이 그 이유라고 합니다. 주일미군은 5만 명 정도인데, 이들이 거주하면서 미국식 식생활이 보편화된 것입니다. 실제로 거리에는 미국식 식당이 많았습니다. 미국 식단의 대표주자인 스팸도 오키나와에서 보편화된 듯 보였습니다. 기념품으로 스팸 티셔츠, 햄버거 티셔츠들이 불티나게 팔리고 있었습니다.

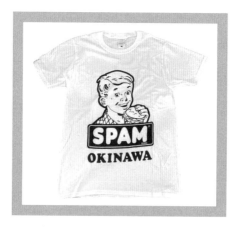

▲ 오키나와의 기념품인 스팸 티셔츠

자세히 보니 건강식으로 유명한 고야나 자색고구마와 관련된 상품도 함께 있었습니다. 고야를 파는 식당에서 고야 주스를 한 잔 주문해 마셨습니다. 쌉쓰레하면서도 몸에 좋은 맛이 확 느껴졌습니다. 건강의 대명사인 고야와 가공식품의 대표주자인 스팸을 나란히 관광 상품으로 판매하는 것을 보니 아이러니였습니다.

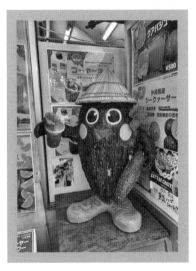

▲ 오키나와의 관광 상품인 고야 캐릭터

이를 통해 알 수 있었습니다. 오키나와 사람들의 유전자나 라이프스타일은 크게 바뀌지 않았을 테지만, 식생활만은 서구식으로 바뀐 모양입니다. 결국 식단이 장수에 가장 중요하다는 것을 유추할 수 있었습니다. 서구화된 식단과 가공식품을 피하고 자연에서 나는 신선한 음식을 먹는 것, 그것이 무엇보다도 중요한 장수의 비결이었습니다.

그래서 진정한 오키나와 문화가 살아 있는 북쪽을 향하기로 했습니다. 오키나와는 남북으로 길게 늘어져 있는데, 남쪽에는 미군들이 많이 살기 때문에 서구 문화가 들어와 본래 생활양식은 자못 빛바래 있었습니다. 반면 북쪽으로 향할수록, 보존된 오키나와의 고유문화와 곧잘 마주칠 수 있었습니다. 그중에서 제가 찾아간 곳은 바로 오기미 마을입니다.

오기미는 총인구 3,000명 정도의 작은 마을입니다. 현지 사람들이 전통문화를 유지하며 살아가는 가장 평범한 마을입니다. 그러나 이 작은 마을은 세계적으로 유명합니다. 그 이유는 전 세계에서 오래 사는 사람이 가장 많아서입니다. 이는 지금도 유효합니다.

아직도 오키나와의 전통을 간직하며, 자연에서 나는 음식을 먹고 사는 사람들이 많은 까닭입니다. 100살이 넘는 사람의 비율이 세계에서 가장 높은 곳으로, 기네스북에도 등재되었습니다.

마을 사람들은 다 어디 있을까?

오기미 마을은 차를 타고 나하에서 북쪽으로 2시간 정도 올라가면 있습니다. 오키나와의 상징이라 할 수 있는 58번 국도를 타고 달렸습니다. 왼쪽에는 아름다운 바다가, 오른쪽에는 울창한 얀바루(やんばる) 숲이 펼쳐졌습니다. 자연환경이 잘 보존되어 있었습니다.

마침내 오기미 마을에 도착했습니다. 널따랗게 펼쳐진 파란 바다를 처음 보았습니다. 언뜻 보면 정글처럼 보이는 숲도 끼고 있었습니다. 퍽 아름다운 곳이었습니다.

그런데 처음에는 이런 생각을 했습니다.

'마을 사람들은 다 어디 있을까?'

숲속에 있어서 그런지, 우리가 흔히 생각하는 높은 집들이 보이지 않았습니다. 이곳에 과연 사람들이 3,000명이나 사는 건지, 그렇다면 다들 어디에 있는지 궁금해졌습니다.

그런 의문은 차를 타고 올라가면서 차츰 풀렸습니다. 도로마다 숲과 산 사이사이에 주택들이 드문드문 숨어 있었던 것입니다. 집들이 산 사이에 솟아 있지 않고 자연을 배려하며 낮게 지어져 있어서 눈에 잘 띄지 않았습니다.

주민센터 같은 곳에는 할머니, 할아버지들이 웃으며 돌아다니고 계셨습니다. 코로나 여파로, 아직도 마스크를 쓰신 분이 적지 않았습니다. 길 사이사이를 걸어 다니는 분들도 제법 많았습니다. 마을 곳곳이 산책로 같았으며 걷기에 좋았습니다. 골목 구석구석에서 예쁜 집들을 만났습니다. 집마다 입구에 귀여운 사자처럼 생긴 동물 형상이 솟아 있었습니다. 시샤라는 전설의 동물로, 악귀나 재앙으로부터 지켜주는 역할을 한다고 합니다. 담벼락 안에는 대부분 아담한 정원이 있었고 과일이나 채소를 기르는 듯했습니다.

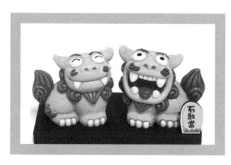

▲전설의 동물, 시샤 기념품

마을 전체에 초록빛 귤 모양의 과일이 가득했습니다. 이 과일을 주로 재배하여 판매하는 듯했습니다. 처음엔 덜 익은 귤로 생각했지만, 귤은 아니었습니다. 궁금해서 물어봤더니, 오기미 마을의 특산품 '시쿠와사'라고 했습니다. 하나를 따서 주시길래 먹어봤습니다. 상큼하고 시큼한 향이 입안에 가득 퍼졌습니다. 귤이나 오렌지와는 다른 시쿠와사 특유의 향이 너무 좋았습니다. 이런 과일을 매일 먹으면 저절로 몸이 건강해질 듯싶었습니다.

시쿠와사, 그 시큼한 향기

첫날은 오기미 마을 주민센터에서 진행하는 미니데이 행사에 참석했습니다. 고령자와 자원봉사자들이 서로 교류하며 건강도 체크해 주는 모임이었습니다. 한 달에 2번 정도 열린다고 합니다.

노인들은 먼저 혈압 등을 측정하며, 몸 상태를 간단히 점검했습니다. 다행히 모든 분이 건강했습니다. 그러고는 과자를 먹으며, 서로 웃고 신나게 이야기하셨습니다. 몸을 풀어주는 건강 체조를 하고, 오키나와 전통 민요를 함께 따라 부르며 전통춤도 췄습니다.

자원봉사자 이토 씨는 이런 모임을 자주 가지는 것이 건강과 활력에 큰 도움이 된다고 설명해 주었습니다. 문득 우리나라에서 심각한 문제로 부각한, 고독사 이슈가 떠올랐습니다. 외로움은 사람에게서 삶의 의지를 없애버립니다. 혼자 있으면 잘살기가 어렵습니다. 이런 행사가 자주 열려, 그처럼 고독한 분들이 함께한다면 보다 좋은 사회가 되지 않을까요.

즐거운 일이자 운동인 셈
'은퇴'라는 단어가 없다

혼자만 한국인이라서 겸연쩍어하는 저에게 먼저 환하게 웃으며 다가온 여성분이 있었습니다. 그분의 이름은 시라도 키요코입니다. 오키나와 방언으로 말씀하셔서 잘 알아듣지는 못했지만, 환영한다는 인사인 듯했습니다. 마치 어린아이 같은 표정으로, 수줍게 입을 가리는 손짓을 자주 보였습니다. 어릴 적의 할머니가 생각나서 그랬는지 친근하게 느껴졌습니다.

그런데 나이가 86세라고 했습니다. 그 정도로 보이지 않아서 의외였습니다. 그런데도 이 동네 25명 중 여섯 번째 나이라고 했습니다. 80대라 해도, 오기미 마을에서는 그리

많은 나이는 아닌 모양이었습니다.

그녀는 시쿠와사 농장에서 일한다고 했습니다. 오전에는 시쿠와사를 따고 오후에는 집안일을 합니다. 고령인데도 일을 계속하신다는 게 신기했습니다. 오기미 마을 사람들은 나이와 상관없이 모두가 본인의 일을 하며 살아가고 있었습니다. '은퇴'라는 단어가 오기미 마을에는 없었습니다.

그녀의 취미는 오샤베리(수다 떨기)입니다. 그래서 저에게 그처럼 말을 걸고 쉴 새 없이 이야기하셨나 봅니다. 가장 행복할 때는 손주들과 함께 수다 떨며 놀 때라고 합니다. 손주가 무려 12명이나 됩니다. 좋아하는 음식은 시쿠와사로, 생각날 때마다 곧바로 따서 먹는다고 합니다.

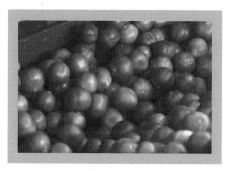

▲시쿠와사

대개 아침으로 커피와 빵을 간단히 먹고, 점심에는 채소와 고야, 된장국을 먹습니다. 저녁은 주로 돼지고기와 채소를 볶아서 먹습니다. 집 텃밭에 직접 가꾼 채소를 좋아한답니다. 건강 비결은 자주 웃는 것, 그리고 시쿠와사 덕분이라고 합니다. '과연'이라는 생각이 들 정도로 해맑게 웃는 모습이 참 보기 좋았습니다.

그렇게 친해진 시라도 할머니는 저를 자신의 농장으로 초대해 주었습니다. 농장에는 시쿠와사가 가득했습니다. 같이 일하는 분들도 계셨습니다. 전부 할머니, 할아버지였습니다. 그럼에도 하나같이 즐겁게 웃으며 일했습니다. 모두 70세는 넘어 보였는데도 거동이 불편한 분은 보이지 않았습니다. 나이를 생각하면 제법 고된 노동일 텐데도 전혀 힘들어하지 않았습니다.

시쿠와사를 따는 일이 누군가에게는 노동일 수 있지만, 그분들에게는 즐거운 일이자 운동인 셈이었습니다. 허리를 굽혀 사다리를 타고 올라가며 손목 스냅을 사용해서 시쿠와사를 땁니다. 이 과정에서 자연스럽게 전신의 근육을 사용합니다. 저도 한번 체험해 보고 싶어서, 한 시간 정도 함께 시쿠와사를 땄습니다. 당연하게도 능숙하게 따기 어려웠으며, 부끄럽게도 금방 지쳐버렸습니다.

나이가 들면 외출하기 두려워져서, 집에 가만히 있는 시간이 자연스럽게 늘어납니다. 그러면 점점 근육이 퇴화하여 더 나가기가 어려워지고, 몸은 약해져서 지팡이 없이 걷기가 어려워집니다. 그게 노인들의 대표적 쇠약 증상입니다. 그러나 오기미 마을에서는 그런 사람은 눈에 띄지 않았습니다. 모두들 집 밖으로 나서서 돌아다니며 이야기를 나누고, 간단한 일을 하고 있었습니다.

좋은 이야기도 들려주고 농장에도 초대해 주셔서 고마웠습니다. 사례금으로 돈을 조금 건넸지만, 할머니는 손사래를 치면서 한사코 받지 않으셨습니다. 되레 선물로 시쿠와사를 한 소쿠리 듬뿍 받아버렸습니다. 따뜻한 정이 느껴졌고 할머니께 너무 감사했습니다.

평균 나이 93세와의 게이트볼 경기

다음 날 저는 게이트볼 경기에 초대받았습니다. 8명 정도의 그룹이 매일 오후, 게이트볼장에 모여 게임을 한답니다. 그룹 멤버들은 웃으면서 게이트볼을 치고 있었습니다. 그곳에서 만났던 요시코 할머니는 차분해 보이는 미인이었습니다. 저에게 조곤조곤 이야기를 건넸습니다.

"여기에서 가장 젊은 사람은 여든아홉 살인 저예요."

정말 신기했습니다. 저는 살면서 나이 많은 분들을 뵈었던 적은 있습니다. 하지만 그런 분들은 대체로 거동이 불편했습니다. 걷기도 힘들며 말하고 듣기 등 일상생활이 어려워 다른 사람의 도움이 필요한 경우가 많았습니다. 그러나 이곳에 계신 분들은 그렇지 않았습니다. 외국인인 저와 말이 통할 정도로 의사소통도 잘되었습니다.

걷고 대화하고 게이트볼을 치는 일상생활에 전혀 문제가 없어 보였습니다. 그 흔한 지팡이도 가지고 다니지 않았습니다. 제가 알고 있던 90세 노인에 대한 이미지가 깨지는 순간이었습니다.

"이곳은 공기가 좋아요. 그게 저희의 비결이에요."

'역시'라는 생각이 들었습니다. 오키나와에 올 때부터 하늘이 정말 푸르다고 생각했습니다. 밤에는 수많은 별이 반짝이는 것을 보았습니다. 우리나라에서는 사뭇 보기 어려워진 풍경이었습니다. 도시의 발전에 따른 것일까요, 아니면 미세먼지 때문일까요? 옛날보다 훨씬 편리해졌지만, 자연의 아름다움은 사라진 현실이 안타깝게 느껴졌습니다.

작은 게이트볼장이었지만 항상 사람들이 많았습니다. 오기미 마을 사람들은 대부분 게이트볼 치는 것을 좋아한다고 합니다. 저녁마다 모여서 게이트볼도 치고 도란도란 이야기하는 것이 일과라고 합니다.

생각해 보면 게이트볼같이 건강에 좋은 운동도 없습니다. 나이 들어 운동할 때는, 무리하지 않는 것이 중요합니다. 걷기 위주의 운동을 해야 힘들이지 않고 오래 할 수 있습니다. 또한 돈도 들지 않고 공터만 있어도 쉽게 시작할 수 있어야 합니다. 그런 조건을 모두 갖춘 최고의 운동이 게이트볼이었습니다. 그리고 또 하나의 장점으로는, 경기하면서 끊임없이 수다도 떨 수 있습니다.

사람은 기본적으로 마음 맞는 사람들과 대화하기 좋아합니다. 아무리 내향적인 사람이라도 잘 맞는 사람과 이야기하고자 하는 욕구가 있습니다. 게이트볼이라는 취미는 자연스럽게 걸으며 상호작용을 북돋는 운동이었습니다. 노인분들에게는 운동도 되고 대화도 할 수 있는 최고의 취미라 할 수 있습니다.

그리고 의외로 혼자 사시는 분들이 많았습니다. 게이트볼장의 노인분들 중 절반 정도는 혼자 산다고 하셨습니다.

그래서 이렇게 자주 모인다고 합니다. 빈번히 오가면서 서로를 챙깁니다. 그리고 각자 할 일들을 만들어서 합니다. 이렇게 모여서 게이트볼을 치다 보면 외로울 틈이 없다고 하셨습니다.

경기가 끝나고는 이야기 마당이 펼쳐졌습니다. 이분 중 최연장자는 세이진 할아버지로 96세였습니다.

"잠을 잘 자서 오래 사는 것 같아요."

세이진 할아버지가 말씀하셨습니다.

할아버지는 낮에 항상 종이 공예를 한답니다. 머리를 단련하기 위해 날마다 퀴즈와 수학 문제를 풀기도 합니다. 많이 자고 게이트볼 치는 것을 장수 비결로 꼽았습니다. 종이로 학과 예쁘고 귀여운 것들을 만든다고 합니다. 그것들을 더 예쁘게 잘 만드는 것이 할아버지의 이키가이였습니다. 궁금해서 보여달라고 했더니, 옛날 피처폰을 꺼내서 찍은 사진을 보여주셨습니다. 할아버지가 만들었다고 믿기 어려운 예쁜 종이 백조를 보고 감탄했습니다.

"저도 게이트볼을 같이 쳐볼 수 있을까요?"

문득 인생에서 처음으로 게이트볼을 체험해 보고 싶어서 말을 꺼냈습니다. 할아버지는 흔쾌히 치는 법을 알려주셨습니다. 점수가 적힌 공을 쳐서 3개의 골대에 순서대로 넣으면 된다고 합니다. 한번 해봤는데 생각만큼 잘 치기 어려웠습니다. 당연히 능숙하신 할아버지께 지고 말았습니다.

할아버지, 할머니들은 뭐가 그렇게 즐거운지 연신 웃으셨습니다. 웃음과 긍정적인 사고는 건강과 행복에 무척이나 중요합니다. 연구에 따르면, 기분이 안 좋을 때 억지로 웃는 표정을 지어 보이기만 해도 기분이 좋아지는 효과가 있다고 합니다.

그렇게 게이트볼도 치고 이야기도 하다 보니 시간이 금세 지났습니다. 저는 인사를 드리고 숙소로 되돌아갔습니다. 아쉬워하며 모자까지 벗어서 좌우로 흔들며 배웅하시던 세이진 할아버지의 모습이 기억에 남습니다.

농장에서 만난 행복한 사람들

그리고 저는 사회복지관으로 가서 마에다 씨를 만났습니다. 마에다 씨는 반소매 와이셔츠에 정장 바지를 단정하게 입은 직원이었습니다. 장수 비결을 알고 싶다는 제 이야기를 듣고, 그는 한 분을 소개해 주었습니다. 근처에 계시는 키유나 씨를 만나보면 좋을 듯하다고 했습니다. 그렇게 해서 저는 키유나 씨가 운영하는 농장에 초대받았습니다. 키유나 씨는 일흔세 살이었습니다. 이 마을에서는 한창 젊고 왕성하게 일할 나이입니다.

"영어로 말씀해 드릴까요?"

만나자마자 키유나 씨가 건넨 말이었습니다.

이런 말을 처음 들어서 반가웠습니다. 이곳은 일본에서도 시골이라 그런지 영어로 대화할 수 있는 사람이 거의 없었습니다. 나이가 많으면서도 영어를 유창하게 구사하는 분을 처음으로 만나서 더 반가웠습니다. 덕분에 영어와 일본어를 오가며 편하게 대화할 수 있었습니다.

"지금은 제가 일이 좀 있으니까 기다리시다가, 이따 저녁에 농장에서 다시 만나요."

그래서 저녁까지 기다려 그녀의 농장으로 갔습니다.

오기미 마을의 밤은 칠흑같이 어두웠습니다. 산속 농장으로 가는 길은 더욱 그랬습니다. 도착했는데, 키유나 씨는 아직 오지 않았습니다. 대신, 키유나 씨의 며느리로 보이는 아미 씨가 등불을 들고 와서 저를 맞이했습니다.

"오늘 마침 환송회가 있는데, 저녁 안 드셨으면 오셔서

같이 먹어요!"

이것도 인연이라는 생각에서, 환송회 자리로 갔습니다. 산길을 따라가니 그곳에서 한 무리의 사람들이 불 피운 화덕에다 고기를 구워 먹고 있었습니다. 다른 나라 사람들도 여럿 보였습니다. 농장에서 일하는 외국인 봉사자들이었습니다. 아미 씨의 딸, 귀여운 마키도 와서 함께 놀았습니다. 금방 구운 소시지와 고기를 채소와 함께 먹었습니다. 그중에는 다음 날 떠나는 사람이 있었습니다. 브레드라는 미국인이었습니다.

브레드는 미국에서의 삶에 무척 스트레스를 받았다고 합니다. 미국에서는 서로 비교하고 성과를 내는 데 매달리는 삶이 반복된다고 합니다. 한국도, 미국보다 더 심하면 심했지, 덜하지는 않으리라고 생각했습니다. 그런 문화가 싫어서, 이 농장까지 찾아와 일하고 있었던 것입니다. 이곳 사람들에게 배울 점이 많다고 했습니다. 돈을 많이 버는 건 아니지만, 항상 행복해 보이며 스트레스를 받지 않는다고 했습니다. 실제로도 그렇게 보였습니다.

브레드는 그동안 새벽 5시에 일어나, 소들을 깨워 먹이를 주는 등의 노동을 하면서도 내내 행복했다고 합니다. 덕분에 미국에서의 삶을 잊을 수 있었다는 겁니다. 작은 일에도 행복해하며 스트레스에 잘 대응하는 것이, 이곳 사람들의 장수 비결인 모양이라고도 했습니다. 충분히 공감했습니다. 특별한 일이 아니더라도, 마을 사람들은 날마다의 작은 일들을 기념하며 감사한 마음으로 살았습니다.

그렇게 이야기를 나누는 동안, 키유나 씨도 와서 자리를 함께했습니다. 키유나 씨는 도시에서의 삶이 너무 힘들어서 이곳으로 왔다고 했습니다. 그러고는 자신의 꿈이었던 농장을 지었다고 합니다. 깨끗한 환경에서 살며, 이곳에서 키운 것들을 먹는 동안 신체적, 정신적으로 한껏 건강해졌다고 합니다. 은퇴 없는 농장 생활이 그녀를 살게 하는 원동력이었습니다.

그녀에게는 지금도 새로운 꿈이 있다고 합니다. 농장을 훌륭하게 일구었으니, 이제는 옆에다가 카페를 지어 사람들과 값싸고 맛있는 것을 나누고 싶다는 것입니다. 그렇게 말하는 키유나 씨의 눈이 반짝반짝 빛났습니다. 마치 10대 소녀 같은 눈빛이었습니다.

그러면서 그녀는 '모아이'에 관해 알려주었습니다. 오기미 마을 사람은 모두 제각기 몇 개의 '모아이'에 속해 있다고 합니다. 모아이는 5~10명 정도의 소규모 모임을 가리킵니다. 다달이 일정 금액을 모아서 돈이 필요한 사람을 도와

주는 한편, 함께 여행을 가거나 맛있는 것을 먹습니다. 저번에는 오키나와 전통의상을 차려입고 예쁜 사진을 찍었습니다. 무려 45년 동안 이어온 모아이였습니다. 우리나라의 계 모임과 비슷한 듯했습니다. 모아이를 통해 자연스럽게 이웃과 오래도록 교류하고 있었습니다.

그때 갑자기, 반짝이는 빛이 날아와서 우리 사이를 통과했습니다.

"호타루다!"

사람들이 소리쳤습니다. 공기가 좋은 곳에서만 산다는 반딧불이였습니다. 저는 반딧불이를 태어나서 처음 봤습니다. 잔잔한 몸짓으로 예쁘장하게 우리 주변을 날아다녔습니다.

주변에 밝혔던 불을 모두 끄고 밤하늘을 올려다봤습니다. 셀 수 없이 많은 별과 은하수가 반짝반짝 빛났습니다. 공기가 맑고 오염이 안 된 까닭에 만날 수 있는 풍경이었습니다. 나중에 가족들에게도 보여주고 싶은 수려한 광경이었습니다.

그렇게 잊지 못할 밤을 보냈습니다. 다음 날 브레드는 떠났고, 저는 농장에서 일을 거들었습니다. 소들에게 먹이를 주고는 우유를 짜고 버터를 만들었습니다. 대나무를 자르고 포장하여 트럭에 실어 보냈습니다. 이 대나무들은 오기미 마을 장인들의 손에서 정교한 공예품으로 새롭게 태어난다고 합니다. 마음이 편안해지는 경험이었습니다.

먹기만 하면 장수하는 도시락

주민들과 이야기하면 입을 모아 추천하는 식당이 있습니다. 바로 에미노미세라는 곳입니다. 오키나와 전통음식으로 구성한 식사를 판매합니다. 장수 식단으로, 세계에 널리 인정된 메뉴였습니다.

식당은 97세의 키쿠에 씨가, 지금도 가족들과 함께 운영하고 있다고 합니다.

에미노미세를 찾아갔습니다. 과연 식당이 있을지 의구심이 들 정도로 좁은 골목 안쪽에 있었습니다. 정겨운 시골집에 들어선 느낌이었습니다. 으리으리한 요즘 식당들과는 전혀 다른 자연스러움이 가득했습니다. 생각보다 많은 사람이 북적였습니다. 알고 보니 예약하지 않으면 방문이 어려울 정도로 유명한 곳이었습니다. TV나 잡지에도 자주 소개된 듯했습니다.

식사를 주문하고 자리에 앉자, 잠시 후 잡곡밥, 고야참프루, 삶은 돼지고기, 해초, 두부, 나물 조림 등으로 구성된 장수 도시락이 나왔습니다. 밭에서 키우는 제철 소재를 바탕으로 다양한 조리법으로 만든 음식이었습니다. 간이 담백하여 식재료 본연의 맛이 느껴졌습니다.

다양한 재료들이 쌉쌀하고 새콤하고 부드러운 스타일로 조리되었습니다. 모든 요리가 먹기 편하면서도 즐거운 맛이었습니다. 자극적인 맛이 아닌 까닭에, 돌아서면 되레 더 생각나고 날마다 먹어도 질리지 않을 듯했습니다. 부모님을 모시고 오면 참 좋겠다 싶었는데, 실제로 그런 사람들이 많았습니다.

생각해 보니 밥과 나물, 고기와 국으로 이루어진 게, 우리나라 전통 집밥과도 어슷비슷했습니다. 요리 방법이나 재료에서 얼마간의 차이가 있을 뿐이었습니다. 우리나라 정통 한식도 오기미 마을에 버금가는 좋은 건강식입니다. 집밥을 잘 챙겨 먹고 전통 밥상을 지킬수록 우리나라 사람들의 수명도 더 늘어날 것입니다.

어릴 때 어머니가 해주시던 영양 가득한 식사가 그리워

지기도 했습니다. 어릴 때는 왜 집밥을 잘 안 먹었을까요. 소중한 순간도 반복되면 고마움을 느끼지 못하는 경우가 있습니다. 그러므로 의식적으로라도 날마다 좋은 일들에 감사하는 습관을 지녀야 합니다.

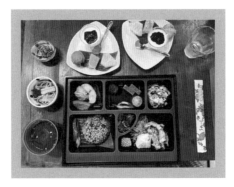

▲에미노미세에서 만난 장수 도시락

오래 사는 사람들은 무슨 말을 했을까

오기미 마을에는 장수 비석이 있습니다. 1990년대에 세계 제일의 고령 마을로 선정되자, 마을 사람들과 지역 단체에서 협력하여 만들었답니다.

오래 사는 사람들은 어떤 이야기를 써놓았을지 궁금했습니다. 58번 국도를 타고 달려갔습니다. 금방 찾을 수 있으리라 생각했는데, 뜻밖에도 쉽지 않았습니다. 사람들에게 물어물어 어렵사리 찾아갔습니다.

해변도로 맞은편에 자리한 특산품 판매점 옆에 작은 비석이 있었습니다. 비석은 제가 생각했던 크기보다도 더 작았습니다. 제 키보다 조금 큰 정도였습니다. 이런 부분을 통해서도 마을 사람들의 생활방식을 알 수 있었습니다. 돈을 끌어모아서 허영을 부리며 자신을 드러내기보다는, 있는 예산만큼만 들임으로써 자연을 배려하는 것이죠.

오기미 마을 사람들은 결코 금전적 부자는 아니었습니다. 마을 사람들은 대부분 농업이나 수공업을 통해서 생계를 이어갑니다. 그러다 보니 일본에서도 소득이 낮은 편에 속했습니다. 그런데도 행복하게 오래오래 사는 사람이 많았습니다. 어쩌면 건강과 행복에 꼭 돈이 필요한 것은 아니었습니다.

흔한 상식은 오래 살려면 돈을 많이 벌어서 비싸고 몸에 좋은 것들을 먹으며 의료서비스를 잘 받아야 한다고 생각하기 십상입니다. 하지만 꼭 그렇지만은 않았습니다.

오래 사는 사람들이 많다고 알려진 세계 5대 블루존(어떤 기준에 따라 안전이 보장되는 지역) 모두가 부유한 마을은 아닙니다. 장수의 비결에는, 상식과는 다른 부분이 있겠다 싶었습니다.

비석에는 다음과 같이 씌어 있었습니다.

"우리 오기미 마을 노인들은 자연을 통해서 식량을 구하고, 전통적인 음식문화 속에서 장수하고 인생을 살아간다. 나이 70세면 아직 어린이에 불과하고, 80세면 이제 청년이다. 90세가 되어 저승사자의 부름을 받거든 100세까지 기다려달라면서 돌려보내라. 우리는 나이 들수록 더 의기가 왕성해지고 자식들에게 기대지 않는다. 장수하고 싶다면 우리 마을에 오라. 자연의 혜택과 장수의 비결을 전수하겠다. 우리 오기미 마을 노인들은 이곳이 일본 제일의 장수 마을임을 소리높여 선언하노라."

마을 사람들의 자랑스러움이 느껴졌습니다. 자연과 함께 살아가는 활동적인 삶이 장수에 가장 중요한 요소임을 마을 분들은 잘 알고 계셨습니다.

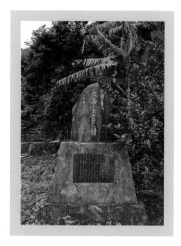

▲장수 마을 비석

축제에서 만난 슈퍼센티네리언

오기미 마을에서는 해마다 가을이면 풍년제를 엽니다. 곡식이 충분히 익기를 기다리며 문화를 체험하고 전통 공연을 함께하는 축제입니다. 오키나와 나하를 중심으로 한 류큐왕조의 문화에서 기원했다고 합니다. 오기미 마을은 이런 행사를 자주 합니다. 바쁘게 살다 보면 잊기 쉬운 우리 주변의 작은 순간들을 기념하는 것입니다. 운이 좋게도 마침, 여행 기간과 풍년제가 겹쳐서 거기에 참석할 수 있었습니다.

풍년제는 오래된 초등학교에서 열렸습니다.

어린아이부터 할머니까지 많은 사람이 차례대로 들어왔습니다. 마을 특산물인 시쿠와사 맥주와 주전부리 간식도 팔았습니다. 저 역시 다른 사람들을 따라 시쿠와사 맥주를 한 잔 마셨습니다. 상큼한 시쿠와사와 맥주 향이 어우러져 맛있었습니다.

한 서예가가 붓으로 글씨를 쓰는 퍼포먼스를 시작으로 풍년제가 막을 열었습니다. 그 옛날 류큐왕국의 전통문화를 보여주는 공연이 이어졌습니다. 신기한 공연을 보며 주변도 구경했습니다. 사람들은 삼삼오오 모여서 수다를 떨었습니다.

저는 혼자 참가했고 아는 얼굴도 보이지 않았습니다. 그런데 신기하게도 몇몇 분은 저를 알아보는 모양이었습니다. 저에게 인사도 하고 말도 걸기도 했습니다. 한국에서 온 한 젊은이가 장수의 비결을 찾는다는 소문이라도 퍼진 걸까요. 작은 마을이라서 금세 소문이 돌았나 봅니다.

잠시 쉬는 시간에, 한 아주머니께서 저에게 말을 거셨습니다.

"건강하게 장수하는 사람을 찾고 있죠? 저쪽에 지금 들어오신 할머니가 올해 백세 살이세요. 백 살이 넘으셨는데도 잘 걷고 잘 보고 잘 들으며 건강하게 활동한답니다. 한번 가서 얘기해 보세요!"

바로, 제가 기다리던 순간이었습니다. 장수로 유명한 오기미 마을에서도 100세가 넘는 분이 흔하지는 않았습니다. 100세가 넘었지만 건강하게는 활동하지 못하는 경우도 적지 않았습니다. 그리고 외부인 만나는 것을 꺼리기도 했습니다. 그런데 마침 풍년제에 한 분이 오신 것이었습니다. 게다가 처음 보는 마을 사람들이 말을 걸어보라며 도와주셨습니다. 과연 목표를 가지고 움직이면 결과가 따라오나 봅니다.

그렇게 해서, 타코 샌드위치를 맛있게 드시는 할머니를 찾아가 인사드렸습니다. 따님과 손녀가 함께 오신 듯했습니다. 할머니는 밝은 얼굴로 맞으면서 옆에 앉으라고 말씀하셨습니다. 할머니는 마을의 유명 인사였습니다. 대화를 나누던 중에도 오가는 사람들이 계속 인사하며 덕담도 나눴습니다.

"할머니, 건강하시네요!"

그리고 선물(주로 먹을 것)을 놓고 가기도 했습니다.

할머니는 스포츠 관람을 좋아해서, 응원하는 팀이 이기면 행복하답니다. 중요한 경기가 있는 날이면 잠도 안 자고 시청한다고 합니다. 의외로 단것을 좋아합니다. 커피에 꼭 설탕을 타서 마십니다. 잠은 하루에 7시간씩 일정하게 잘 주무십니다. 그리고 아침마다 주변을 산책합니다. 습관적으로 잘 웃으십니다. 사소한 일에도 웃으면 기분이 좋아집니다. 성격이 낙천적이라 스트레스를 받지 않습니다.

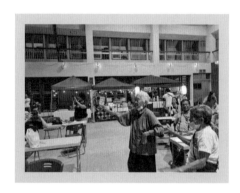

▲풍년제에서 흥겹게 춤추는 할머니

자식은 여섯 명이고 손주는 스무 명도 넘습니다. 증손주는 헤아리기 어려울 정도로 많고, 최근에는 고손주도 태어났다고 합니다. 손주들과 이야기하는 것이 가장 행복하고 즐거운 순간이라고 하십니다. 죽음에 이를 때까지 가족들과 끊임없이 연락을 주고받으며 함께 즐거워하는 것, 그것이 그녀의 이키가이라고 합니다. 그녀는 행복합니다. 오기미 마을을 사랑합니다.

할머니와 그렇게, 여러 이야기를 나눴습니다. 그러던 중에 오키나와의 전통 민요가 흘러나왔습니다. 할머니가 갑자기 일어서서 노래에 맞춰 흥겹게 춤을 추셨습니다. 주변 사람들도 함께 춤을 추었습니다. 알고 보니, 풍년제를 마무리하는 노래였습니다. 그때 갑자기 시샤가 한 마리 나타나서 우리 주변을 돌아다니며 춤사위를 펼쳤습니다. 시샤는 오키나와 전통문화에 나오는 상상의 동물로, 류큐 신앙을 상징합니다. 집안의 액운을 쫓고 나쁜 기운을 없애준다고 믿는답니다.

마을 사람들은 노래와 춤을 좋아합니다. 술도 좋아하는데 많이 마시지는 않습니다. 자주 웃습니다. 자연을 사랑합니다. 작은 일들을 기념할 줄 압니다. 관계를 중시합니다. 주변 사람들을 잘 챙겨줍니다. 그들은 함께 전통 신앙을 믿습니다. 오기미 마을에 소속감과 자부심을 가집니다. 그들은 행복합니다. 그렇게 오기미 마을에서의 밤이 저물었습니다.

우리나라 시골의 건강한 사람들

그렇게 오기미 마을의 경험을 간직하고 숙소로 돌아왔습니다. 밥을 먹고 쉬는데 문득 김치와 한식이 그리워졌습니다. 마침 넷플릭스에서 김치에 관한 다큐멘터리를 펼치고 있었습니다. 시골에서 할머니들이 김장을 하며 겉절이 먹는 모습이 보였습니다. 군침이 돌며 오랜만에 간절하게 김치를 먹고 싶어졌습니다.

그런데 다큐멘터리를 보다가, 한순간에 깨달음이 찾아왔습니다.

"어라, 이거 완전 오기미 마을과 비슷한데? 할머니들이 많이 계시고 직접 가꾼 채소만 먹고 말이야."

생각해 보니 그랬습니다. 저는 도시에 살고 있어서 잘 몰랐지만, 우리나라도 오기미 마을과 특별히 다르지는 않습니다. 우리나라도 시골에서는 직접 가꾼 음식들을 먹습니다. 노인들끼리의 교류도 활발합니다. 아니나 다를까 찾아봤더니, 우리나라에도 장수 마을이 많이 있었습니다. 대표적으로 전라북도 순창이, 우리나라에서는 가장 장수하는 사람이 많은 마을이었습니다. 그 외에도 무주군 등 여러 마을을 꼽을 수 있습니다. 우리나라 시골 역시, 오기미 마을과 비슷한 배경을 가지고 있는 것입니다.

우리나라 장수 마을에도 공통점이 있었습니다. 대부분 해발 300m보다 높은 산 지역에 많이 있습니다. 산은 도시보다 공기가 맑고 물이 깨끗합니다. 그리고 경사진 길을 오르내리면서 자연스럽게 운동량이 많아집니다. 노인 건강에 필수적인 하체 운동을 생활 속에서 하는 셈입니다. 문득 제 행동을 돌아보며 반성했습니다. 저는 몇 층 되지 않는 계단만 나와도 귀찮게 여기며 엘리베이터를 찾곤 했거든요. 앞으로는 계단을 만나면 기뻐하며 신나게 오르내리겠다고 다짐했습니다.

장수 마을에서는 노인복지관, 노인대학 등을 운영하고 있었습니다. 또 노인에게 마을 가꾸는 일 등의 다양한 일자리를 만들어 제공합니다. 이를 통해 노인들은 은퇴 후에도 사회에서 활동할 수 있습니다.

노인일지라도 일하는 사람은 건강합니다. 자신만의 이키가이와 삶의 목적을 가지는 까닭입니다. 그래서 정신적으로도 무척 건강하다고 합니다.

우리나라의 고령화 속도는 인류 역사상 유례없이 엄청난 수준입니다. 미래의 대한민국 노인 비율은 세계에서 가장 높아질 것으로 전망하고 있습니다. 그러므로 노인들이 건강하게 장수할 수 있는 환경을 앞서서 만들어야 합니다. 앞으로 우리나라에서도 장수 마을을 참고하여 노인 복지를 발전시켜야 합니다. 그러면 우리나라에서 세계 최고의 장수 마을이 나올 수도 있을 것입니다.

비극적인 과거를 딛고 살아가는 사람들

제가 와서 보고 느낀 오키나와는 사람들이 오래오래 행복하게 살아가는 곳이었습니다. 이곳 사람들은 아무런 근심도 없이 오랜 기간을 그렇게 살아왔으리라 생각했습니다. 하지만 그렇지 않았습니다. 오키나와에 서린 슬픈 역사를 마주하며 놀라움을 금치 못했습니다.

오키나와는 비극적인 역사를 품은 장소였습니다. 오키나와가 처음부터 일본 영토였던 것은 아닙니다. 과거엔 류큐왕국이라는 독립국으로, 독자적인 문화와 언어를 가지고 있었습니다. 그러다 19세기에 일본과의 강제 합병으로, 류큐왕국은 사라지고 일본문화와 언어를 배우게 됩니다. 외딴섬이고 합병한 곳이다 보니, 일본 정부는 오키나와를 은근히 차별했다고 합니다.

특히 제2차 세계대전 때 일본은 오키나와가 공격을 받아도 그냥 내버려두었습니다. 전쟁 후반, 미국은 오키나와에 엄청난 공습을 감행했습니다. 이때 무려 섬 주민의 25%가 죽임을 당했답니다. 군인도 아니고 민간인의 25%라니…. 상상도 해본 적 없는 수치였습니다. 아빠, 엄마, 아들, 딸 중 한 명꼴로 죽었다는 말입니다. 그 이후로도 일본 정부의 보이지 않는 차별 정책이 이어졌습니다. 그런 연유로, 오늘날에도 오키나와는 일본에서 수입이 가장 낮은 곳에 속합니다. 오키나와 사람들의 일본 정부에 대한 감정은 여전히 좋지는 않다고 합니다.

우리나라의 과거와도 겹쳐 보였습니다. 우리 역시 지난날 일본에 합병당한, 똑같은 처지였으니까요. 독립운동에 목숨을 바친 분이 없었다면, 지금의 오키나와처럼 일본말을 쓰면서 살고 있겠지요. 일본 본토와 차별을 당하면서 말입니다. 문득 제가 지금 참 운이 좋은 삶을 누리고 있다는 생각이 들었습니다.

오기미 마을에서 만난 미야기 시의원이 제게 말했습니다.

"오기미 마을 사람들은 평화를 사랑합니다. 전쟁 때 총을 쏘지 않으려고, 스스로 손가락 마디를 잘랐을 정도입니다. 그리고 비극적인 과거를 극복하기 위해서는 긍정적으로 생각해야 했습니다. 이처럼 평화를 사랑하는, 긍정적인 성격이 몸과 마음을 건강하게 만들어주었다고 여깁니다."

그리고 오키나와에는 '이챠리바 쵸데(いちゃりばちょーでー)'라는 방언을 자주 쓴다고 합니다. '한 번 만난 사람은 누구나 형제'라는 뜻입니다. 오키나와 사람들은 사람과 사람의 만남에 큰 의미를 둡니다. 실제로 마을 사람들은 친절했고 처음 만난 저에게도 쉽게 다가왔습니다. 이처럼 관계를 중시하고 친절하게 산다면 항상 친구가 많을 것입니다. 우울할 틈이 없는 것이죠. 이러한 마음가짐도 노년의 마음에 좋은 영향을 미칠 듯했습니다.

장수 노인들에게는 이것이 있습니다

오기미 마을에서 많은 분과 만나고 이야기를 나눴습니

다. 건강하게 오래 사는 분들에게는 신기하게도 공통점이 있었습니다. 그 부분을 다음과 같이 정리해 봤습니다.

음식

- 채소와 과일을 좋아합니다. 오키나와에서 직접 기른 채소를 먹습니다. 대표적으로 고야(여주)가 있습니다. 고야는 수세미를 닮은 과일로, 쓴맛이 납니다.
- 시쿠와사를 좋아하여 자주 먹습니다.
- 텃밭에서 직접 가꾼 채소를 먹습니다.
- 바다 포도나 미역 같은 해조류도 자주 먹습니다.
- 돼지고기를 좋아하고 생선도 좋아합니다.
- 달콤한 과자나 디저트도 좋아합니다. 그러나 많이 먹지는 않습니다.
- 식사는 하루 삼식을, 정해진 시간에 일정한 양만 먹습니다. 배가 부르기 전에 수저를 놓습니다.

생활 습관

- 아침에 일어나서 주변을 산책합니다.
- 걷기를 좋아합니다. 차를 타기보다는, 주로 걸어서 이동합니다.

- 취미로 텃밭을 가꾸는 사람이 많습니다.
- 잠을 잘 잡니다. 7시간 이상 오래 잡니다. 잠자는 시간이 일정합니다. 낮잠도 좋아합니다.

관계

- 손주들과 자주 연락합니다. 손주들과 함께하는 시간이 가장 행복하다고 합니다.
- 혼자 사는 분도, 가족과 같이 사는 분도 있습니다. 혼자 사는 분들은 친구들을 자주 만납니다.
- 술은 종종 마십니다. 적당히만 마십니다.

성격

- 잘 웃습니다. 마치 어린아이처럼 해맑은 사람이 많습니다.
- 낙천적입니다. 부정적인 생각을 하는 경우가 별로 없습니다.
- 자주 쓰는 말 중에 '난쿠루나이사(なんくるないさ)'라는 말이 있습니다. '어떻게든 되겠지'라는 뜻입니다.

일

- 날마다 적절한 일을 합니다. 시쿠와사를 따거나 텃밭을 가꿉니다. 마트에서 물건을 팔기도 합니다. 나와서 동네 사람들과 수다라도 떱니다.

취미

- 저마다 취미가 있습니다. 좋아하는 일을 하며 시간을 보냅니다. 스포츠 경기를 보기도 하고 손으로 공예 작업을 하기도 합니다. 노래방에 가는 분들도 있습니다.

이키가이

- 모두 이키가이를 가지고 있습니다. 아침에 일어나서 하고 싶은 일이 있다는 의미입니다. 가장 많았던 이키가이는 '가족, 손주들과 자주 연락하며 함께하는 것'이었습니다.

사람이 죽지 않는 곳,
5대 블루존의 비밀

　여러분은 혹시 '블루존(Blue Zone)'이라는 단어를 들어본 적이 있나요? 가장 오래, 건강하게 사는 사람들이 많이 거주하는 지역을 가리키는 말입니다.

　미국의 탐험가 댄 뷰트너가 처음 사용한 단어입니다. 뷰트너는 전 세계 사람들의 수명을 조사했습니다. 그중 유난히 오래 사는 사람이 많은 지역을 발견했습니다. 그리고 지도에서 그 지역을 찾아 파란 펜으로 동그라미를 그렸습니다. 파란색 원으로 나타낸 까닭에, 블루존으로 불리게 되었다고 합니다. 5대 블루존은 전 세계 각지에 분포해 있었습니다.

　블루존 사람들의 수명은 길기만 한 것이 아닙니다. 치매나 당뇨병, 심혈관질환 등의 각종 성인병에도 걸리지 않고 건강하게 살아가고 있습니다. 신기하게도 각각의 블루존 사람들의 문화는 다르지만, 생활방식은 비슷합니다. 인종도 대륙도 다른데 그렇습니다.

　장수하려면 아무래도 일정한 법칙을 따라야 하는 모양입

니다. 이 5대 블루존을 소개하고, 이들의 공통점을 살펴보겠습니다.

◆일본 오키나와(Okinawa)

오키나와는 일본 최남단에 자리한 섬입니다. 오키나와는 세계 최고의 장수 지역입니다. 10만 명 중에서 100세가 34명꼴로 있다고 합니다. 오키나와 사람들은 소식하며, 콩과 두부 위주로 식사합니다. 평생 함께할 친구들과 '모아이'를 이루어 사회적 관계를 유지합니다. 또한, 오키나와 사람들은 저마다 '이키가이' 곧 삶의 목적을 가지고 살아갑니다.

◆그리스 이카리아(Icaria)

이카리아는 그리스의 섬 가운데 하나입니다. 이곳에서는 치매나 성인병 앓는 사람을 찾아볼 수 없습니다. 게다가 3명 중 1명이 90세 넘게 산다고 합니다. 웬만한 거리는 걸어 다닙니다. 이카리아는 섬이라는 특성상, 대부분 자체 재배한 채소를 먹습니다. 자연스럽게 채식 위주 식습관을 가집니다. 또한, 이카리아는 가족과 함께 지내는 것을 중요시합니다. 사람들은 이웃과 자주 와인을 마십니다. 여유 있는 삶을 즐깁니다.

◆이탈리아 사르데냐(Sardegna)

사르데냐는 이탈리아 서쪽, 가파른 산이 많은 섬입니다. 이곳 사람들은 수백 년 동안 가축을 기르며 살았습니다. 특이하게도 남자의 평균 수명이 가장 높습니다. 남자들 대부분이 양치기인 까닭이라고 합니다. 양치기는 날마다 양을 몰고 다니면서 산과 들을 끊임없이 걸어야 합니다. 그런 환경에서 남자들은 나이가 들어도 자연스럽게 다리 근력을 기를 수 있었습니다.

◆코스타리카 니코야 반도(Nicoya Peninsula)

니코야 반도는 코스타리카 북서부, 태평양을 바라보는 반도입니다. 니코야 반도 사람들은 직접 만든 곡물로 밥을 지어 먹습니다. 콩, 옥수수, 호박이 주식입니다. 저녁은 소박하게 먹습니다. 일찍 자고, 편안하게 지내며 스트레스를 받지 않는 것이 장수 비결이라고 합니다.

◆미국 로마 린다(Loma Linda)

로마 린다는 미국 서부 캘리포니아의 도시입니다. 다른 블루존과 다르게, 이곳만 내륙 지역에 있습니다. 로마 린다는 미국의 다른 지역에 비해 평균 수명이 열 살 더 많습니다. 이곳 사람들은 모두 제칠일안식일예수재림교라는 종교를 믿습니다. 종교를 통해 함께 어울리며 유대가 끈끈합니다. 또한 종교의 교리에서 술, 담배, 육식을 금합니다. 사람들은 교리를 따르며 자연스럽게 건강한 생활 습관을 지닙니다.

이들의 공통점은 다음과 같다

❶ 소식(小食)한다.

❷ 자체 재배한 농산물을 먹는다.

❸ 육류보다는 콩이나 채소류를 선호한다.

❹ 일찍 자고 잠을 잘 잔다.

❺ 공기가 맑고 바다에 가까우며 기후가 따뜻하다.

❻ 산에 있어 오르막길을 걸어야 하는 환경이다.

❼ 이웃들과 건강한 관계를 만들고 좋은 시간을 보낸다.

❽ 활동적으로 돌아다닌다.

❾ 삶의 목적을 가지고 살아간다.

6장

이렇게만 먹으면 의사가 필요 없어요

하라하치부,
배가 부르기 전에 식사를 멈춥니다

오기미 마을 사람들은 '하라하치부' 원칙에 따라 식사를 마무리합니다. '하라하치부'는 '배가 80% 찰 때까지만 먹고 배부르기 전에 밥숟가락을 놓는다'라는 뜻입니다. 그래서인지 오기미 마을에는 뚱뚱한 사람을 마주친 적이 없습니다. 실제로 여러 연구에서 소식(小食)은 수명을 늘려주는 가장 효과적인 방법으로 밝혀졌습니다. 칼로리 섭취량을 줄이면 체중이 줄면서 혈압과 염증 수치가 낮아지고 혈당이 조절됩니다.

몸은 소화 과정에서 에너지를 많이 소비합니다. 그래서 과식으로 필요 이상의 음식을 섭취하면 소화 과정에서 활성산소가 많아져 노화를 촉진합니다. 과잉 칼로리는 축적되어 비만을 초래합니다. 그래서 필요 이상으로 음식을 먹으면 식곤증이 오고 집중력이 떨어집니다.

현대인들이 겪는 건강 문제의 대부분은 영양을 과도하게 섭취하여 발생합니다. 과거와는 달리 영양 섭취가 부족해서 생기는 문제는 거의 없습니다. 영양 과잉 섭취는 독을 빨아들이는 것과 다름없습니다.

오키나와 장수 노인들의 하루 평균 칼로리 섭취량은 남자 1,400칼로리, 여자 1,100칼로리 정도로, 일반 서양인들의 절반밖에 되지 않습니다. 표준보다도 적은 양을 섭취하지만, 일상생활에 문제가 없으며 오히려 더 왕성합니다.

우리는 너무 많이 먹고 있습니다.

하루에 두 끼만 먹으면 건강
소식에 적응하면 정신이 맑아

요즘에는 세끼 식사 외에도 달콤한 디저트 따위의 간식을 당연하게 먹습니다. 그럼으로써 일일 권장 칼로리보다도 더 많은 양을 섭취합니다. 과거에는 식사 외에 간식을 거의 먹지 않았습니다. 그러나 어느 순간부터 식사 사이 사이에 간식 먹는 문화가 생겼습니다.

식품회사에서 돈을 벌기 위해 간식 먹는 문화를 만든 것입니다. 그러다 보니 밥을 배불리 먹고도 간식을 찾습니다. 과식과 간식을 통해 즐거움만 누린다면 좋지만, 노화나 성인병 같은 부작용이 반드시 뒤따릅니다.

결국 건강을 위해서 식사량을 줄여야만 합니다. 그럼 어떻게 식사량을 줄일 수 있을까요? 좋은 방법 하나는 '하라 하치부' 원칙을 기억하는 것입니다.

배부르기 전에 자연스럽게 숟가락 놓는 습관을 기르는 것입니다. 이 습관만 들이면, 생길 수 있는 대부분의 건강 문제를 예방할 수 있습니다.

하루에 세끼를 먹는다면 한끼를 줄여보는 것도 한 가지 방법입니다. 최근에는 간헐적 단식, 하루에 두 끼만 먹으면 건강이 개선된다는 전문가들이 많습니다. 소화기관의 쉬는 시간이 늘어나며 칼로리 섭취는 줄어드는 까닭입니다. 그러나 하루 두 끼만 먹을 경우, 되레 배고픔을 못 참고 폭식할 수도 있습니다. 그런 사람들에게는 간헐적 단식이 바람직하지 않습니다.

처음에는 소식을 자연스럽게 시도해 보세요. 밥을 한 주걱만 덜 퍼서 먹어봅시다. 평소보다 탄수화물 섭취를 조금만 줄여보는 겁니다. 한 번만 시도하더라도 식후에 졸리거나 피곤했던 증상이 나아지는 것을 느끼실 겁니다.

소식에 적응하면 정신이 맑아집니다. 먹고 싶은 것들을 다 먹던 과거보다도 더 행복해집니다. 종교 수련자나 명상인이 소식하는 까닭도 여기에서 비롯한 것입니다. 소화에 사용하는 에너지가 줄어들며, 뇌가 사용할 에너지가 많아지는 것입니다. 창작 활동이나 아이디어도 더 잘 떠오르게 됩니다.

일본을 대표하는 한 관상가는 이렇게 말했습니다.

"인간이 태어나면서 평생 먹을 양식은 정해져 있습니다. 하늘이 정해준 그 양을 다 먹으면 생을 마감합니다."

번번이 과식하면 하늘이 정해준 그 양에 빨리 도달하기 때문에 일찍 죽고, 소식하면 그 양에 천천히 도달하므로 장수할 수 있다는 뜻입니다.

그는 절제와 소식을 통해서 관상과 운명을 바꿨습니다. 절제하고 소식하는 습관은 이처럼 우리를 건강하게 해줄 뿐 아니라 인생을 바꿔줄 수 있습니다.

마셨다 하면 건강해지는 최고의 음료

결론부터 말씀드리자면 건강에 가장 좋은 마실 거리는 바로 '물'입니다.

여러분은 주로 무엇을 즐겨 드시나요? 콜라, 에너지 드

링크, 이온 음료, 우유, 아메리카노, 커피믹스 등 다양한 음료가 있습니다. 점심 먹고 카페나 편의점에 가서 음료수를 마시는 게 이제는 일상으로 자리 잡았습니다. 맛도 있고 당충전으로 기분도 좋아지지요. 커피에는 카페인이 들어 있어서 오후 업무에 집중할 수 있게 정신을 깨워주고요. 음료 시장은 점점 커져서 요즘에는 대체로 하루에 음료수 한 잔 이상은 마시는 편입니다.

그러나 우리가 건강을 위해서 딱 한 가지 음식을 끊어야 한다면, 그것이 바로 당분이 들어 있는 음료수입니다. 수많은 식품 중에서도 음료수는 인류 역사상 가장 자연적이지 않은 음식이기 때문입니다. 액체 형태라 몸에 흡수가 빨라서 혈당을 가장 급격하게 올립니다.

혹시 나이 들면서 몸무게가 점점 늘거나, 과거와 달리 쉽게 지친다는 느낌 있지 않으셨나요?

이런 증상은 '혈당치'에서 비롯하는 경우가 많습니다. 혈당치가 너무 높거나 급격한 오르내림을 반복하면 몸에 해로운 영향을 끼칩니다.

혈당치를 가장 빠르게 높이는 음식이 바로 설탕이 들어 있는 음료수입니다. 그리고 음료수는 대부분 설탕을 듬뿍 머금고 있습니다.

혈당치를 올리는 음료
조심 또 조심해야

음료수를 섭취함으로써 갑자기 다량의 액상 설탕이 몸에 들어오면 어떻게 될까요? 우리는 잘 느끼지 못하지만, 몸에서는 놀라운 변화가 일어납니다.

평범한 사람의 공복 혈당치는 70~100mg/dl 정도입니다. 음료수는 마시자마자 혈당치를 급격히 올리기 시작해서 30분 후쯤 정점에 도달합니다. 30분 만에 무려 50 이상 치솟는데, 이를 혈당 스파이크라고 합니다. 혈당 스파이크가 발생하면 도파민이 분비되어 일시적으로 기분이 좋아집니다. 이 기분 때문에 사람들은 달콤한 음료수를 끊지 못합니다.

그러나 혈당치가 급격하게 오르면, 몸은 그 수치를 낮추기 위해 인슐린을 다량으로 분비합니다. 그러면 혈당치는 다시 처음 이하로 급격하게 떨어집니다. 문제는 혈당치가 떨어질 때, 처음보다 더 낮은 상태까지 급격하게 떨어진다는 것입니다. 그러면 저혈당 상태가 되면서 기분이 급격히 가라앉아 초조해지는 불쾌감이 듭니다. 이에 따라, 다시 혈당치를 올리는 음료수를 원하는데, 이 사이클은 계속 반복

됩니다.

이를 두고 '탄수화물 중독'이라고 합니다. 그러나 무서운 것은 정작 중독에 빠진 당사자는 이 사실을 전혀 인식하지 못한다는 것입니다. 음료 회사는 이러한 점을 교묘하게 활용하여, 사람들이 끊을 수 없는 당질 음료수를 만듭니다. 마시는 사람의 건강은 뒤로 미루고, 중독을 일으켜 계속 마실 수밖에 없는 음료수를 건네는 셈이지요.

게다가 이런 현상이 지나치게 반복되면 인슐린을 분비하는 췌장이 지칩니다. 그러다 혈당치를 조절하지 못하는 당뇨병이 발생할 수도 있습니다. 그 외에도 혈당치가 높으면 몸에 온갖 나쁜 일이 생깁니다. 면역력이 떨어지고, 몸속에서 만들어진 최종당화산물이 세포를 공격하여 노화가 촉진됩니다. 초조함, 졸음, 두통 같은 불쾌한 증상이 생기기도 합니다.

그런데도 직장인들의 아침을, 당질이 듬뿍 들어 있는 음료수를 들이켜서 혈당치를 대폭 올리고 시작합니다. 그럼으로써 살이 찌고 호르몬의 역할이 불균형해집니다. 빵이나 케이크 같은 음식도 혈당을 빠르게 올립니다. 그렇지만 고체 음식은 이로 씹고 분해해야 하므로 위(胃)에서 소화하는 데 시간이 걸립니다. 반면에 액체 음료는 순식간에 위에서 소장으로 통과해 흡수되기 때문에 훨씬 더 빠르게 혈당을 올립니다.

요즘에는 "그럼, 제로 칼로리 음료를 마시면 되지 않을까요?"라는 질문을 받기도 합니다. 최근에는 무설탕 제로 칼로리 음료를 다양하게 출시하고 있습니다. 제로 칼로리 음료는 설탕이 아닌 인공감미료(아스파탐, 사카린 등)를 사용하여 단맛을 내는 제품으로, 다른 음료와 달리 칼로리가 거의 없어서 체중 조절이나 혈당 관리가 필요한 사람들이 애용하는 편입니다. 그러나 제로 칼로리 음료도 역시 마찬가지입니다.

제로 칼로리 음료의 효능
뚜렷하게 증명되지 않아

지금까지 인공감미료를 사용한 음료를 마실 때의 건강 상태에 대한 연구가 여러 차례 진행되었습니다. 그러나 실제로 체중 감량 또는 건강 개선에 유의미하다는 연구 결과가 현재까지는 없습니다. 아직 제로 칼로리 음료의 효능이 입증되지 않은 것입니다. 인공감미료를 이용한 음료 역시 당뇨병 발생과 관련이 있다는 연구 결과가 일부 보고되기도 했습니다. 인공감미료가 장내 미생물에 나쁜 영향을 미친다는 연구도 있습니다.

제로 음료에 들어 있는 인공감미료는 우리가 그동안 본 적이 없는 형태의 첨가물입니다. 현재까지 인체에 끼치는 영향이 뚜렷하게 증명되지 않았지만, 좋지 않은 영향을 끼칠 확률이 높습니다. 또한 설탕과 마찬가지로 단맛을 내기 때문에 당분 섭취 욕구를 더욱 증가시킵니다. 단맛에 익숙해진 혀가 더 달콤한 음식만을 찾아 나서는 것입니다.

최근 건강식품 홍보로 유행하는 과채 즙 같은 음료수도 마찬가지입니다. 식이섬유가 들어 있다고는 하지만, 대부분 인공적으로 제조한 것이기 때문에 채소나 과일의 섬유질과 같은 기능을 발휘하기는 어렵습니다. 이런 음료들에는 섬유질 외에도 당질과 여러 인공 성분이 들어 있어서 몸에 해로운 성분이 적지 않습니다.

성인은 하루에 2리터는 마셔야
보약보다도 좋은 생수

그러면 대체 우리가 마실 수 있는 음료수로 무엇이 있을까요? 마실 수 있는 음료수로 물, 차, 커피(당질이 없는 아메리카노)가 있습니다. 그중에서도 건강에 좋은 최고의 음료수가 있습니다. 바로 '물'입니다. 뭐니 뭐니 해도, 물이야말로 가장 좋은 음료수입니다. 물은 설탕 등 첨가물이 전혀 없을 뿐 아니라, 몸에 해로운 성분도 들어 있지 않습니다. 그러면서 우리 신체에 가장 중요한 성분인 수분을 채워줍니다. 생수에는 미량의 미네랄이 들어 있어서 맛도 좋습니다. 많이 마신다고 해서 해롭지도 않습니다.

따라서 음료 진열대 앞에서는 고민할 필요가 없습니다. 다른 생각하지 말고 그냥 '물'을 선택하면 됩니다. 성인은 하루에 2리터는 마셔야 탈수증에서 벗어날 수 있습니다. 커피나 술을 마셨다면 그보다 더 많은 양의 물을 마셔야 합니다. 카페인과 알코올은, 함께 마신 수분보다 더 많은 수분을 소변으로 배출하기 때문입니다. 커피를 한 잔 마셨다면, 대략 1.5잔 정도의 물을 보충해야 합니다.

이제부터는 길을 걷다 음료수가 생각나면 반드시 물을 마시세요. 한 손에 물병 쥐고 다니는 데 익숙해지셔야 합니다. 커피나 차를 마시더라도 반드시 물 한 잔을 따로 마셔야 합니다. 음식점에 가면 바로 물과 컵을 준비해서 자주 마셔야 합니다. 식사 전에 물을 한 컵 듬뿍 마시면, 물도 보충하고 음식을 덜 먹을 수 있어서 일거양득입니다.

아침에 일어나자마자 마시는 미지근한 물 한 컵은 우리 몸에 보약만큼이나 좋습니다. 밤 내내 수분이 부족하여 탈수 상태에 놓인 우리 몸에 부드럽게 윤활유를 공급하며 몸을 깨웁니다. 신진대사와 장운동을 활발하게 하여 변비를 예방할 뿐 아니라, 피부에도 수분을 공급해 줍니다. 앞으로는 음료를 고르려고 고민하지 마세요. 어떻게 어디서 마셔도 좋은 최고의 음료, 보약보다도 좋은 생수를 집어 드시기 바랍니다.

채소와 과일을 많이 먹습니다

오키나와는 아열대 기후로, 일본 본토에 비해서 채소와 과일이 많이 나는 지역입니다. 그래서인지 섬 어디를 가도 채소와 과일을 기르는 모습이 보였습니다. 대표적으로 고야를 많이 길렀습니다. 주민들은 채소를 좋아했으며, 많이 먹었습니다. 일본 내 통계에 따르면 일본 본토보다 채소를 50% 더 먹는다고 합니다.

건강한 식생활에서 가장 중요한 음식이 채소입니다. 채소에는 장점이 수도 없이 많지만 가장 큰 장점만 몇 가지 적어보겠습니다.

첫째로 채소에는 암, 고혈압, 뇌졸중, 심근경색 등의 성인병을 예방하는 데 효과적인 영양소가 풍부하게 들어 있습니다.

둘째, 채소와 과일에는 몸을 노화시키는 활성산소를 줄이는 효과가 있습니다. 채소 중에는 활성산소를 잡아주는 항산화 성분이 들어 있는 것들이 많습니다.

셋째, 채소는 칼로리가 낮으므로 같은 양을 먹더라도 칼로리를 적게 섭취합니다. 다이어트 식단이 채소 위주로 되어 있는 이유입니다. 채소를 많이 먹으면 적은 칼로리로 공복감을 없앨 수 있고 비만에서 벗어날 수 있습니다. 식사할 때 채소 비율을 높이면 비만과 당뇨병 등 성인병을 예방할 수 있습니다.

과일도 마찬가지입니다. 오키나와는 과일이 풍부하고 맛있습니다. 과일에는 비타민, 미네랄, 식이섬유 등이 풍부하게 들었습니다. 과일에 든 폴리페놀은 노화의 원인인 활성산소를 억제합니다. 식이섬유는 콜레스테롤을 낮추고 변비를 없애줍니다.

과일의 단당류는 급격한 혈당 상승을 일으키지 않습니다. 식이섬유가 풍부해 탄수화물의 흡수를 지연시키는 까닭입니다. 그리고 과일은 소화와 흡수가 빠릅니다. 그래서 과일은 식후에 먹기보다는 식전의 공복일 때 적당히 섭취하는 것이 좋습니다.

콩과 두부는 필수입니다

오키나와에서 마트를 돌아보며 느낀 점이 있습니다. 오키나와 사람들은 두부를 정말 좋아한다는 것이었습니다. 매장에는 두부가 종류별로 많이 비치되어 있었습니다. 각종 요리나 술안주에도 두부가 빠지지 않고 넣는다고 들었습니다. 국은 물론이고 볶음요리나 튀김에도 꼭 넣어서 조리합니다.

오키나와 사람들이 하루에 소비하는 콩류 소비량은 세계 최고 수준입니다. 하루 평균 90g으로, 일본 본토(40g)나 중국(10g)과 견주어도 굉장히 높습니다. 이 중 대부분이 두부라고 합니다.

두부와 고야, 채소들을 볶아서 만든 고야참프루는 오키나와 고유의 요리입니다. 맛있으면서도 건강도 챙길 수 있는 요리라서 저도 자주 먹었습니다. 맥주와도 잘 어울려서 술안주로도 좋았습니다.

그리고 오키나와 식당에서 먹었던 것은 여느 두부와 조금 달랐습니다. 더 단단하면서도 촉촉해서 씹는 맛이 있었습니다. 혀로 밀었을 때 부드럽게 튕겨주는 느낌은 참 새롭더라고요. 팬에서 볶아도 본래 모양이 살아 있어 더 맛있었습니다.

알고 보니 오키나와 두부는 일본 본토 두부보다 수분이 적고 딱딱한 것이 특징이라고 합니다. 그래서 볶음요리에 잘 어울립니다. 제조법에도 차이가 있어, 고소한 콩 맛을 그대로 느낄 수 있습니다. 또한 오키나와 두부에는 단백질도 1.3배나 함유되어 있답니다.

'지마미'란 두부는 오키나와에서만 먹을 수 있는 특산품입니다. 이것도 참 쫀득한 별미를 가지고 있습니다.

지마미 두부는 땅콩으로 만듭니다.

두부도 푸딩도 아니고 떡처럼 독특한 촉감 새로운 맛을 느끼게 합니다. 한번 먹어보면 쫀득한 식감에 고소하고 달콤한 특유의 맛에 고스란히 사로잡힙니다. 그 외에도 두부 종류가 여럿이어서, 두부에 진심인 지역이라는 생각이 들었습니다.

두부와 콩은 몸에 어떤 효과가 있는 걸까요? 두부에는 불포화지방이 풍부하게 들어 있습니다. 불포화지방을 섭취하면 콜레스테롤 수치가 낮아집니다. 또한 콩에 든 탄수화물 중에 대두 올리고당이라는 게 있습니다. 이것은 장(腸) 건강과 변비 예방에 크게 유익합니다. 또한 두부를 먹으면 칼슘도 많이 흡수하여 골다공증도 예방해 줍니다. 오키나와 노인들은 콩과 두부를 즐겨 먹어서 노화를 예방하는 듯했습니다.

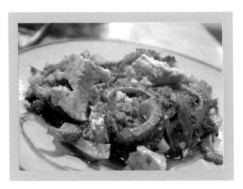

▲두부와 고야, 채소들을 볶아서 만든 고야참프루

해조류를 챙겨 먹습니다

오키나와는 섬이라서 어딜 가든 바다와 접해 있습니다. 그래서인지 마트나 식당에서 다양한 해조류 반찬을 볼 수 있었습니다. 대표적으로 우미부도(うみぶどう, 바다포도)가 있었고, 다시마, 미역, 모즈쿠(もつく, 큰실말) 등 다른 해조류도 가지가지 많았습니다.

작은 청포도처럼 생긴 우미부도를 먹어봤는데, 그 식감이 독특했습니다. 입안에서 톡톡 터졌고 혓바닥에서 미끌미끌 돌아다니는 새로운 맛이었습니다. 또 다른 해조류들도 역시 다양하고 신선했습니다.

어떤 학자들은 오키나와인들의 장수 이유를 해조류에서 찾기도 합니다. 해조류는 의식적으로 따로 챙겨 먹지 않으면 놓치기 쉬운 식재료입니다. 그런데 놓치기에는 참으로 아까운, 영양의 보고입니다.

해조류에 함유된 핵심 영양 성분은 '알긴산'과 '후코이단'입니다. 알긴산은 해조류에 들어 있는 다당류의 일종입니다. 체내의 납, 수은 같은 중금속을 흡수, 배출해 주는 역할을 합니다. 중금속은 소량이라도 몸에 들어오면 배출되지 않고 쌓여서 건강에 악영향을 줍니다. 많은 양이 축적되면 인체에 부작용을 일으키며, 심하면 목숨까지 위협합니다.

그리고 후코이단은 암과 종양을 예방해 주는 효과가 있습니다. 해조류는 모두 표면이 미끈미끈해서 끈적한 식감이 있죠? 파도와 바람으로부터 스스로를 보호하려고 표면에 점액질 성분을 분비하는데, 이 끈적한 성분에 후코이단이 함유되어 있습니다. 일본암학회에서는 후코이단이 비정상 암세포만 공격한다는 내용을 발표했습니다. 해조류만 열심히 먹어도 암을 예방하는 효과가 있는 것입니다.

또한 후코이단은 나쁜 콜레스테롤 수치를 낮추는 데 도움을 줍니다. 체내에 콜레스테롤 흡수를 방해하는 효과가 있거든요. 그래서 뚱뚱한 사람이 해조류를 먹으면 성인병을 예방할 수 있습니다. 특히 소화기계통의 암을 치유하는 데 좋은 효과가 있습니다. 이 외에도 해조류는 혈중 점성도로 인해 혈압을 낮추며, 궤양을 예방하고 치료하며 변비를 해소해 줍니다.

한 연구에서는 흰쥐에게 소금을 과다하게 먹이고, 그중 일부에게만 다시마 성분을 먹였습니다. 그 결과 다시마를 먹이지 않은 쥐는 모두 뇌졸중으로 죽었으나, 다시마를 먹인 쥐는 한 마리도 죽지 않았다고 합니다. 해조류가 고혈압 예방에 큰 효과를 발휘한다는 것이 입증된 셈입니다. 이처럼 몸에 좋은 해조류를 날마다 먹는 오키나와 주민들이 장수하는 것은 당연한 일입니다.

이렇듯 해조류가 건강에 좋다는 것은 명백한 사실입니다. 하지만 바닷가에 살지 않는 이상, 날마다 싱싱한 해조류를 먹기는 쉽지 않습니다. 그러나 건강을 생각한다면 해조류를 식탁에 올리려는 노력은 꾸준히 해야 합니다.

날마다 고기를 먹습니다

고기는 일반적으로 건강에 좋지 않다는 통념이 있습니다. 그러나 오기미 마을 사람들은 의외로 고기를 자주 먹었습니다.

어르신들과 이야기해 봐도 돼지고기를 즐겨 먹는다고 했습니다. 식당에서도 고기반찬을 언제나 내놓았습니다.

예를 들면, 오키나와의 대표 요리 중에 소바가 있습니다. 일본의 라멘(라면)과 비슷하면서도 맵지 않고 담백한 국물 면 요리입니다. 소바에는 고기국수라고 할 정도로 돼지고기가 듬뿍 들어갑니다.

오래 사는 사람들의 식습관을 살펴보면, 고기를 챙겨 먹는 사람들의 비율이 높은 것을 알 수 있습니다. 물론 채소와 과일도 많이 섭취하지만, 고기나 생선 등의 단백질들도 꾸준히 챙겨서 먹습니다.

그럴 수밖에 없습니다. 단백질은 우리 몸에 꼭 필요한 물질입니다. 단백질은 20종류의 아미노산으로 구성되어 있는데, 이 중 필수아미노산인 9종류가 필요하지만, 몸에서 만들지 못합니다. 그래서 고기를 먹어서 섭취할 수밖에 없습니다.

노년이 될수록 가만히 있으면 근육은 빠르게 소실됩니다. 이를 막기 위해서는 운동과 함께 단백질이 풍부하게 식사해야 합니다. 또한 나이가 들수록 단백질 흡수율이 떨어지기 때문에, 의식적으로라도 많이 보충해야 합니다. 그렇지 않으면, 똑같은 양을 먹더라도 근육량이 점점 줄어들게 됩니다. 식물 단백질로도 보충할 수 있지만, 동물 단백질에서만 섭취할 수 있는 영양소가 있습니다.

중요한 것은 밸런스일 것입니다. 고기를 먹는 것은 좋은 습관입니다. 하지만 그렇다고 하더라도, 고기만 너무 많이 섭취하는 것은 좋지 않습니다. 반드시 채소와 같이 먹어야 합니다. 그리고 자신의 소화 능력 이상으로 먹는 것은 좋지 않습니다. 날마다 조금씩 적당한 양을 먹어야 필요한 영양소를 흡수할 수 있습니다.

요리 방법도 중요합니다. 고기를 먹는다면, 우리나라에서는 대체로 삼겹살을 구워서 먹는 것을 떠올립니다. 그러나 고기는 굽는 과정에서 당독소가 최대 100배나 증가한다고 합니다. 당독소는 식품 속 당분과 단백질이 열에 반응하며 만들어지는 산화 물질입니다. 최종당화산물이라고도 불립니다.

최종당화산물이 몸에 과도하게 쌓이면 장기나 혈관 등을 딱딱하게 만들어 동맥경화를 유발합니다. 뇌에 쌓여서 치매 유발 물질이 뭉치도록 작용하고, 세포의 산화를 일으켜 노화를 촉진하기도 합니다. 췌장을 공격함으로써 인슐린 생성을 억제하여 당뇨병의 원인이 될 수도 있습니다.

따라서 고기는 삶거나 찌는 방식으로 조리하는 게 좋습니다. 이 경우에도 당독소가 생성되지만, 온도가 비교적 낮고 물에 희석되므로 구운 고기보다는 그 양이 줄어듭니다. 고기를 삶으면 구울 때보다 당독소가 2~3배나 감소한다고 합니다.

오기미 마을 주민들은 돼지고기를 껍질째 무, 다시마, 해조류와 함께 푹 삶아서 먹습니다. 삶는 과정에서 당독소도 줄어들고 나쁜 포화지방이 제거됩니다. 또한 고기를 먹을 때는 녹황색 채소, 해초, 콩과 함께 섭취해야 합니다. 똑같은 고기를 먹어도 요리 방식을 조금만 바꾸면 맛도 좋으면서 건강을 챙길 수 있습니다.

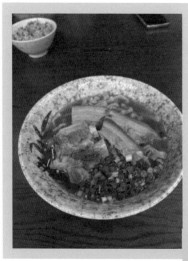

▲오키나와 소바 요리

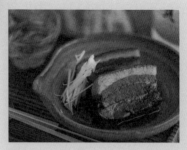

▲오키나와 삶은 돼지고기 요리

소금을 적게 먹습니다

오키나와에서 식사할 때 알게 된 것이 한 가지 있었습니다. '이곳 식당에는 밑반찬이 없네? 김치나 단무지처럼 짭짤한 반찬이 있으면 좋을 텐데….'

우리나라에서는 음식을 주문하면 밑반찬으로 김치나 단무지가 으레 나옵니다. 요리를 먹으면서 짭짤한 반찬을 먹으면 입맛이 더 살아납니다. 함께 먹으면 더 맛있을 텐데, 오키나와에는 그런 반찬이 없었습니다. 그러다 보니 먹을 때 조금 심심한 느낌이 들었습니다.

도쿄나 오사카에서 식사할 때는 반찬으로 항상 츠케모노(절임 채소)가 나왔습니다. 하지만 오키나와 사람들은 츠케모노를 먹지 않습니다.

김치와 마찬가지로 염분 함량이 높기 때문이라고 생각합니다. 이처럼 오키나와에서는, 전통적으로 식단에 염분 함량이 적습니다. 하루 염분 섭취량이 8g으로, 일본 평균 12g에 견주면 매우 낮습니다.

오기미 마을의 요리 역시 대체로 싱겁다고 느꼈습니다. 대신 요리 본연의 맛이 살아 있었습니다. 처음에는 싱거워서 입에 맞지 않다고 생각했는데, 계속 먹다 보니까 혀가 예민해지면서 재료의 고유한 맛을 느낄 수 있었습니다. 평소에는 그냥 먹던 나물도 천천히 씹다 보니, 어떤 향이 나고 어떤 양념을 써서 볶았는지가 느껴졌습니다. 고기는 무슨 고기를 썼고 간장에 졸였는지, 질감은 어떤지 등을 느낄 수 있었습니다.

나트륨 과다 섭취가 고혈압, 심장병 등 성인병에 영향을 준다는 것은 모두가 아는 상식입니다. 그런데도 염분 섭취를 줄이기 어려운 까닭은 무엇일까요. 그 이유 중 하나로, 우리나라 식단에 늘 빠지지 않는 김치와 국물류에 포함된 염분을 들 수 있습니다. 이로 말미암아 평균적인 염분 함유량이 높은 편입니다. 그중 대표적인 식품으로 된장, 고추장, 간장, 김치, 젓갈, 장아찌 등을 꼽을 수 있습니다. 우리나라에서 권장하는 하루 염분 섭취량은 10g인데, 실제로는 하루 평균 14g 정도입니다. 그중 절반은 김치와 국에서 섭취한 염분입니다.

우리나라 사람의 위암 발생률이 높은 것은 이런 식생활에서 비롯한다고 보는 학자들도 있습니다. 김치는 적당히 먹으면 건강식품이지만, 맵고 짜다는 특성이 있어 과도하게 먹으면 건강을 해칠 수 있습니다.

소금 섭취를 줄이는 좋은 방법은 김치, 국, 찌개의 섭취량을 반으로 줄이는 것입니다. 이를 쉽게 실천하기 위해서는 국그릇을 작은 것으로 바꾸면 좋습니다. 국은 젓가락을 써서 건더기 위주로 먹고, 국물은 되도록 남기는 것이 좋습니다. 김치는 되도록 작게 썰어서 먹고, 음식을 담을 때는 언제나 작은 그릇에 조금씩 담아야 합니다. 대한민국 사람이라면 김치를 안 먹을 수는 없잖아요? 대신 적당히 먹고 덜 짜게 먹는 요령을 터득해야 합니다.

채소, 고기, 밥 순서로 먹습니다

같은 양의 음식을 섭취하더라도, 먹는 순서에 따라서 살이 덜 찔 수 있다는 것을 아시나요? '베지터블 퍼스트(Vegetable first)'라는 말이 있습니다. 말 그대로, 식사 때 채소를 가장 먼저 먹는다는 말입니다.

똑같은 양이라도 탄수화물을 먼저 먹으면 곧바로 소화되기 때문에 혈당을 급격하게 올립니다. 그러나 채소를 먼저 먹으면 혈당을 천천히 올리므로, 나중에 먹은 탄수화물 역시 천천히 흡수됩니다. 마치 채소 쌈을 싸서 먹는 것과 같은 효과입니다. 그리고 먼저 먹은 채소로 인하여 포만감이 빨리 드는 까닭에 과식하지 않게 됩니다.

식사는 그래서 채소 → 과일 → 고기 → 탄수화물 순서로 하는 것이 좋습니다. 그러면 음식이 몸에 천천히 흡수되고 혈당도 천천히 오릅니다. 흔히들 알고 있는 서양식 코스 요리와 비슷한 순서입니다. 맛있어 보이는 고기와 디저트가 있어도, 채소를 먼저 먹는 습관을 들여보세요. 고기는 나중에 먹어도 맛있으니까요. 먹는 순서를 바꾸는 습관은 별것 아닌 듯해도, 식이섬유를 충분히 섭취하고 혈당도 통제할 수 있는 좋은 식습관이랍니다.

아침 공복에는 이 음식을 드세요

여러분, 날마다 아침을 드시나요? 아침 식사가 건강에 중요하다는 것은 모두 알고 계실 겁니다. 그리고 아침에 먹는 식사보다는, 공복을 깨는 첫 식사를 중요하게 생각해야 합니다.

아침 식사는 영어로 브렉퍼스트(Breakfast)입니다. 단어를 쪼개보면 Break(깨다) Fast(단식), 즉 단식을 깬다는 의미입니다. 저녁을 먹고 나면 다음 날 아침까지 공복 상태인데, 아침은 공복을 깨는 첫 번째 식사이므로 Break Fast라고 하는 것입니다. 만약 그날 점심이 첫 끼니라면 그것 역시 공복을 깨는 식사라고 할 수 있습니다.

공복을 깨는 첫 식사는 특히 식단에 주의해야 합니다. 공복이 오랫동안 지속되어, 장(腸)이 예민해져 있기 때문입니다. 그래서 위장(胃腸)에 좋지 않은 음식을 먹으면, 그 영향이 크게 나타납니다.

위장이 약해져 있으므로, 흔히들 좋다고 여기는 음식일지라도 아침에는 좋지 않을 수 있습니다.

그러므로 아침은 특히 신경을 써서, 독이 되는 음식은 피하고 좋은 음식으로 채워야 합니다. 아침에 먹으면 의외로 좋지 않은 음식에는 어떤 것들이 있는지, 반대로 아침에 먹을수록 좋은 음식은 뭐가 있는지 알아보겠습니다.

의외로 아침에 먹으면 독이 되는 음식

◆우유

빈속에 우유를 마시면 함유된 단백질 '카제인'이 위산 분비를 촉진해 위벽을 자극합니다. 이에 따라 속 쓰림이 생길 수 있습니다. 위염이 있다면 증상이 악화하기도 합니다. 카제인은 흡수가 안 되는 대표적인 단백질입니다. 특히나 한국인 80% 이상이 카제인을 제대로 분해하지 못합니다. 그러면 카제인이 가스를 일으켜 배를 아프게 합니다. 따라서, 우유는 아침 공복에 마시기보다는, 다른 음식과 함께 섭취하는 것이 좋습니다.

◆커피

아침에 커피 한 잔을 마시면 정신이 번쩍 듭니다. 그러나 공복에 마시는 커피는 건강을 해칠 수 있습니다. 소화기관에 좋지 않은 영향을 미치기 때문입니다. 커피에 들어 있는 카페인 성분이 문제입니다. 카페인은 위산 분비를 촉진해, 위 점막을 공격받게 합니다. 위산이 분비되면 위염, 과민성 대장질환이 생길 수 있고, 하부식도괄약근이 자극받아 역류성 식도염이 생길 수도 있습니다. 반드시, 아침 식사를 마친 후에 마시는 것이 좋습니다.

◆토마토

토마토 역시 아주 좋은 과일이지만, 공복에 먹는 것은 그리 좋지 않습니다. 토마토의 타닌산이 위장의 산도를 높여 속쓰림을 일으킬 수 있기 때문입니다. 또 토마토의 펙틴 성분이 위산과 만나면 덩어리로 변해 소화불량이 동반되기도 합니다.

◆귤

공복에 귤을 먹으면 속이 쓰릴 수도 있습니다. 귤에는 유기산, 구연산, 주석산 등 다양한 산 성분이 들어 있습니다. 따라서, 빈속에 먹으면 위산이 갑자기 늘어날 뿐 아니라, 위점막을 자극해 손상을 유발하고, 역류성 식도염이나 속쓰림 등의 증상이 생길 수 있습니다. 또한 레몬, 오렌지 등 산도가 높은 과일도 마찬가지입니다.

◆빵

빵을 아침 공복에 먹으면 복통이나 위장장애를 유발할 수 있습니다. 빵에는 대부분 밀가루 반죽을 부풀리는 효모가 들어 있어서, 빵을 먹으면 뱃속에 가스가 많이 생성됩니다. 특히, 정제 탄수화물로 만들어진 빵을 먹으면 혈당이 급격하게 올라, 당뇨병을 비롯한 각종 혈관 질환을 유발할 위험도 있습니다. 아침에는 혈당 수치가 낮아져 있기 때문입니다. 그래도 아침에 빵을 먹고 싶다면, 통곡물이 함유된 빵을 먹는 게 좋습니다.

어떤가요? 뜻밖에도 먹을 음식이 많지 않은 듯싶습니다. 그러나 앞에서 예로 든 음식들도 공복이 아닌 상태에서 먹거나 다른 음식들과 같이 먹으면 괜찮습니다. 그리고 반대로, 아침에 먹을수록 좋은 음식들도 많습니다. 아침에 먹으면 보약같이 좋은 음식들을 소개하겠습니다.

아침에 먹으면 보약처럼 좋은 음식

◆미지근한 물

첫 번째로 추천해 드리는 음식은 물입니다. 물은 사실 음료라고 해야겠지만, 아침 공복에 섭취하면 음식보다도 몸에 좋습니다. 일어나자마자 물을 한 컵 듬뿍 따라 마셔주세요. 자동차 시동을 켤 때 엔진오일이 필요한 것처럼, 아침

물 섭취는 우리 몸에 윤활유 역할을 합니다. 아침 물 한 컵은 다음과 같은 장점이 있습니다.

첫째, 끈적한 혈액을 맑게 만들면서 혈액을 순환시키고 맑게 해줍니다. 각종 심장혈관질환의 위험은 줄이면서 몸을 깨워줍니다. 자는 동안에는 땀과 호흡으로, 수분이 많게는 1리터나 배출됩니다. 그러면서 높아진 혈액의 점도를 물이 해결해 줍니다.

둘째, 노폐물 배출에 좋습니다. 기상 직후 물 한 잔은 혈액의 양을 늘려 몸속 노폐물을 원활히 흘려보냅니다. 염증이 될 물질을 배출해 주고 피부도 더 촉촉해집니다. 특히, 나이가 들수록 수분 민감성이 줄어들어서 만성 탈수 상태가 되는 경우가 많습니다. 그런 분들의 탈수를 막아주고 신진대사를 원활히 합니다.

셋째, 장운동을 촉진해 배변에 도움이 됩니다. 아침에 섭취하는 물은, 자는 동안 가만히 있던 위장의 활동을 유도해 배변을 원활하게 합니다. 찬물보다는 미지근한 물이 위장에 자극을 주지 않으므로 더 좋습니다.

◆사과

"하루 사과 한 알이면 의사가 필요 없다"라는 서양 속담이 있습니다. 그 정도로 사과는 영양학, 맛 등에서 세계적으로 그 효능을 인정받는 과일입니다. 특히, '아침에 먹는 사과는 금 사과'라고 할 정도이므로 아침에 먹으면 효과가 좋습니다.

사과를 아침에 먹으면 위 활동을 촉진하고 변비를 예방해 줍니다. 그 외에도 포만감 지속, 다이어트, 콜레스테롤 조절, 면역력 향상 등 좋은 효능이 정말 많습니다. 무엇보다도 사과는 맛있습니다.

덧붙이면, 사과는 껍질째 먹어야 좋습니다. 껍질에 식이섬유 등의 영양소가 대부분 집중된 까닭입니다. 다만 농약이 묻어 있을 수 있으므로, 흐르는 물에 깨끗이 씻어서 드셔야 합니다.

◆달걀

달걀은 완벽한 단백질 식품입니다. 달걀에는 단백질, 레티놀, 베타카로틴, 비타민 등 다양한 영양분이 포함되어 있습니다. 특히, 공복에 섭취하면 오랫동안 포만감을 가질 수 있습니다. 따라서 아침에 달걀을 먹으면 포만감이 오래 가므로 다이어트에 도움이 됩니다.

◆양배추

양배추를 아침에 먹으면 위장 점막을 강화할 수 있습니다. 위장을 튼튼하게 하는 비타민U가 풍부해서 위산으로부터 위벽을 보호하는 까닭입니다. 간밤에 민감해진 위 점막은 양배추가 들어가면 보호받을 수 있습니다. 그래서 위염, 위궤양, 장염 등 위장 질환 환자에게 매우 좋은 음식입니다. 그리고 식이섬유가 풍부하여 조금만 먹어도 공복감 해소에 도움이 됩니다. 아무래도 위가 약하다 생각이 들면, 아침마다 양배추 먹는 것을 추천합니다.

◆감자

감자에 있는 아르기닌이라는 물질은 위 점막을 보호해 줍니다. 그래서 공복에 먹어도 속 쓰림이 없고, 나트륨 배출을 도와 혈압을 조절해 줍니다. 또한, 감자에는 비타민 C도 풍부하게 들어 있습니다. 감자 한 개가 함유한 비타민 양은 사과보다 2배나 더 많습니다. 찐 감자나 감자수프로 조리해서 먹어도 좋습니다.

◆귀리

귀리의 단백질 함유량은 25%로, 곡식 가운데 가장 높습니다. 단백질이 풍부하므로, 아침에 섭취해도 포만감이 오래갑니다. 가장 많이 들어 있는 성분은 베타글루칸인데요, 체내 혈중 콜레스테롤 수치를 낮춰 고지혈증, 동맥경화 완화에 도움이 됩니다. 당뇨병이나 대장암을 예방하고 면역력을 높이는 데도 탁월합니다.

과자와 가공식품은 먹지 않습니다

건강을 위해 '무엇을 먹느냐'보다 '무엇을 먹지 않느냐'가 더 중요합니다. 몸에 좋은 음식을 아무리 많이 먹는다고 해도, 몸에 독이 되는 음식을 또 먹는다면 그 효과가 절반 이하로 줄어듭니다. 즉 건강한 식생활을 위해서는 몸에 좋지 않은 음식을 섭취하지 않는 것이 가장 중요합니다.

몸에 좋지 않은 음식으로는 어떤 것들이 있을까요? 자연에서 자란 신선한 식품들이 좋은 음식입니다. 몸에 좋지 않은 음식은 그 반대라고 보면 됩니다. 자연에서 가장 멀리 있는 식품, 즉 인공 물질을 사용하고 인간의 손을 거쳐서 가공한 식품일수록 건강에 좋지 않습니다.

왜, 가공할수록 안 좋을까요? 가공식품이 안 좋다는 것쯤은 모두 알고 있지만, 그 이유에 대해서는 정확하게 모르실 겁니다.

가장 큰 이유는 식품첨가물과 정제당이 들어가기 때문입니다. 식품은 제조 과정에서 다양한 과정을 거쳐, 보존기간을 늘리고 부족한 맛을 보강합니다. 그 과정에서 각종 식품첨가물이 들어갑니다.

그것은 인간이 화학적으로 만들어낸 물질인 경우가 많습니다. 식품첨가물이 많이 들어갈수록 인체에 좋지 않은 영향을 끼칠 확률이 높습니다.

물론 실제 사용하는 식품첨가물은 모두 기본적으로 인체 테스트를 통과한 제품이기는 합니다. 하지만 테스트는 즉각적인 문제 발생 여부를 검증했을 뿐입니다. 소비자가 몇 년 이상 장기간 먹었을 때, 몸에 어떤 영향을 미칠지를 검증하지는 않습니다.

여러 식품에 포함된 다양한 식품첨가물들을 같이 섭취하면 어떤 영향을 주는지도 알 수 없습니다.

이런 가공식품들은 맛있습니다.

그리고 편리합니다.

잘 상하지도 않고 조리하기도 쉽습니다. 각종 매체에서

화려하게 광고하는 것을 보다 보면 자신도 모르게 사곤 합니다. 이미 사회에 깊숙이 들어온 가공식품들을 먹지 않기는 쉽지 않습니다. 그래도 최소한, 가공식품의 해로움을 알기는 해야 합니다. 아무것도 모르고 무작정 먹는 것보다는, 해로움을 알고 먹는다면 더 건강한 방식으로 먹을 수 있으니까요.

다가오는 미래에
더 행복해지기 위하여

다가오는 미래에 우리는 과연 어떻게 될까요? 더 건강하고 행복하게 장수할 수 있을까요? 100% 정확하게 알 수는 없지만, 예상해 볼 수는 있습니다. 확실한 것은 그동안 본 적 없던 미래가 펼쳐질 것입니다.

인구 구조의 변화

평균 수명은 점점 늘어나고 있습니다. 의료 기술이 발전하고 건강보험 체계가 잘 갖춰져 있어서 그렇습니다. 우리나라는 노인들의 병원 접근성이 세계에서도 손꼽히게 높은 나라입니다. 그런 까닭에, 이제는 거리에서 70세 이상 노인을 흔하게 볼 수 있으며 앞으로 더 많아질 예정입니다.

좋지 않은 소식은 출산율이 급격히 감소하고 있다는 점

입니다. 우리나라의 출산율은 2023년 기준 0.7명으로 세계에서 유례가 없을 정도로 심각한 상태입니다. 그렇게 노인 비율이 늘어남으로써, 젊은 세대의 부담은 커질 예정입니다. 고령화와 출산율 감소로 인해, 은퇴한 뒤에 연금만으로 살기가 어려워질 확률이 높습니다. 은퇴하고도 두 번째 일자리를 구하여 노년에도 일하는 경우가 많아질 것입니다.

생활 습관의 변화

우리에게, 건강에 좋지 않은 습관이 갈수록 많이 늘어나고 있습니다.

예전과 견주었을 때, 운동량이 부족합니다. 생활이 아주 편리해졌기 때문입니다. 차를 타면, 걷지 않고도 어디든 갈 수 있습니다. 엘리베이터와 에스컬레이터가 있어서 계단을 걸어 오를 일이 없어졌습니다. 이제는 집에서, 한 발짝도 움직이지 않고 온갖 기름진 음식을 시켜 먹을 수도 있습니다. 지나친 편리함 때문에, 따로 운동하지 않으면 애써 몸을 움직일 필요가 크게 줄어들었습니다.

식품 회사들은 맛있고 편리한 가공식품들을 계속 개발합니다. 맛과 싼 가격에 맞추느라, 건강에는 좋지 않은 경우가 적지 않습니다. 각종 매체를 통해 그런 식품들을 끊임없이 광고합니다. 그 결과 우리나라 성인의 비만율은 해가 갈수록 증가하고 있습니다.

집에서 음식을 해 먹는 사람들도 점점 줄어드는 반면에 배달시켜 먹는 비율은 늘어납니다. 대부분의 배달 음식들은 칼로리가 높고 자극적입니다. 어릴 때부터 배달 음식과 가공식품에 익숙해진 탓에, 어린이들은 자연에서 나는 음식은 맛이 없다고 생각합니다.

휴대전화의 등장

휴대전화는 너무나도 편리하지만, 걸핏하면 우리의 주의를 몽땅 빼앗아 갑니다. 요즘 식당 같은 곳에서 주변 아이들을 보고는 깜짝 놀랍니다. 하나같이 휴대전화나 태블릿에 눈을 그대로 고정한 채 미동도 하지 않고 액정화면만 쳐다봅니다. 어릴 때부터 휴대전화에 의존하는 것입니다. 그러면 정신력이 분산되어 한 가지 일에 오래 집중하기 어렵습니다. 이미 사회 전반에 걸쳐 집중력 떨어지는 현상이 일어나는데, 나아가 집중력 장애에 시달리는 경우도 늘어나고 있습니다.

휴대전화는 신체적으로도 목 관절 건강을 악화시킵니다. 고개를 숙이고 하루 내내 휴대전화를 바라보면 목이 아프게 마련입니다. 그런 영향들로 인해, 요즘 거북목 증상을 호소하는 이들이 적지 않습니다. 휴대전화는 눈에도 좋지 않습니다. 요즘에는 어린아이도 도수 높은, 두꺼운 안경을 쓰는 경우가 많습니다. 아기 때부터 휴대전화를 많이 봐서 근시가 일찌감치 찾아온 것입니다.

준비하는 사람이 더 행복

운동 부족과 좋지 않은 식습관은 우리를 건강하지 못하게 합니다. 휴대전화와 SNS의 발달로 말미암아, 몰입하기 어려운 처지에 놓이기도 합니다. 오늘날 추세를 놓고 보면, 우리의 미래 평균 수명은 늘어날 테지만, 건강 수명은 오히려 줄어들 것입니다. 이 말은 곧, 건강하지 않은 상태로 시간을 보내는 노령 인구가 늘어난다는 뜻입니다. 간병해 줄 사람이 필요할 수도 있습니다.

과거에는 열심히 일하다가 은퇴하면, 모아놓은 자산과 연금으로 노후를 보낼 수 있었습니다. 그러나 지금은 고용 보장의 불확실성이 높고 연금도 줄어들 예정입니다. 은퇴해도 제2의 돈벌이에 나서야만 할 경우가 많아지고 있습니다. 평범한 직장인이라면 연금만으로 생활비를 모두 충당하기 어렵기 때문입니다.

이런 상황에서, 우리는 은퇴 후인 제2의 인생을 준비해야 합니다. 그러기 위해서는 일찍부터 건강을 관리하고, 몰입할 일을 찾아야 합니다. 그것이 더 행복하게 오래 살 수 있는 길입니다. 그런 분들이라면, 미래는 더 행복하고 장밋빛 가득할 것입니다. 우리는 분명 그만한 방법을 찾을 테고, 건강하게 오래 살 수 있는 사람이 많아질 것이라 믿습니다.

그러므로 지금까지 읽은 내용들을 조금씩 시도해 보세요. 환경을 바꾸면서 몸과 마음에 좋은 습관들을 만들어 보세요. 하루 또 하루를 놓고 보면 큰 변화가 없을 겁니다. 그러나 그렇게 1년만 꾸준히 한다면, 분명 1년 전보다 건강해지고, 젊어지고, 성장해 있는 자신을 발견할 수 있습니다.

그렇게 모두가 자신만의 이키가이를 발견해 제2의 인생을 시작할 수 있었으면 좋겠습니다. 책에서 보여드렸던 많은 사례처럼요.

늦은 나이는 없습니다. 늦은 마음만 있을 뿐입니다. 독자 여러분 모두가 오래오래 행복하게 살기를 축원합니다.

이제보다 오늘, 오늘보다 내일

더 건강하게 살기

──당신도 건강하게 100세 장수할 수 있다

2024년 9월 13일 1판1쇄 발행

지은이   이수영
감수인   정다은 원은솔

책임편집 최상아
북코디   밥숟갈(최수영)
교정교열   주항아 최진영
편집   이성자
표지디자인   이오디자인
마케팅   김낙현

발행인   최봉규
발행처   청홍(지상사)
출판등록   1999년 1월 27일 제2017-000074호

주소   서울 용산구 효창원로64길 6(효창동) 일진빌딩 2층
우편번호   04317
전화번호   02)3453-6111 팩시밀리   02)3452-1440
홈페이지   www.cheonghong.com
이메일   c0583@naver.com

한국어판 출판권 ⓒ 청홍(지상사), 2024
ISBN   979-11-91136-26-5 03510

*잘못 만들어진 책은 구입처에서 교환해 드리며, 책값은 뒤표지에 있습니다.